Ute Quast · 100 und mehr knifflige Impffragen

Mit freundlichen Empfehlungen
Behringwerke AG

BEHRING

100 und mehr knifflige Impffragen

Ute Quast

3., überarbeitete und erweiterte Auflage

4 Abbildungen, 10 Tabellen

Hippokrates Verlag Stuttgart

CIP-Titelaufnahme der Deutschen Bibliothek

Quast, Ute:
100 [Hundert] und mehr knifflige Impffragen / Ute Quast. –
3., überarb. u. erw. Aufl. – Stuttgart: Hippokrates-Verlag, 1990
Bis 2. Aufl. u.d.T.: Quast, Ute: Hundert knifflige Impffragen
ISBN 3-7773-0994-X

NE: HST

Anschrift der Autorin:

Dr. med. Ute Quast, Am Vogelherd 14, 3550 Marburg/Lahn

1. Auflage 1986 } erschienen unter dem Titel
2. Auflage 1987 } »Hundert knifflige Impffragen«
3. Auflage 1990

Geleitwort: Prof. Dr. Waltraud Thilo, Zentralinstitut für Hygiene, Mikrobiologie und Epidemiologie der DDR, Fachbereich Schutzimpfungen, Wollankstraße 15/17, 1100 Berlin

Wichtiger Hinweis

Medizin als Wissenschaft ist ständig im Fluß. Forschung und klinische Erfahrung erweitern unsere Kenntnisse, insbesondere was Behandlung und medikamentöse Therapie anbelangt. Soweit in diesem Werk eine Dosierung oder eine Applikation erwähnt wird, darf der Leser zwar darauf vertrauen, daß Autoren, Herausgeber und Verlag größte Mühe darauf verwandt haben, daß diese Angabe genau dem **Wissensstand bei Fertigstellung** des Werkes entspricht. Dennoch ist jeder Benutzer aufgefordert, die Beipackzettel der verwendeten Präparate zu prüfen, um in eigener Verantwortung festzustellen, ob die dort gegebene Empfehlung für Dosierungen oder die Beachtung von Kontraindikationen gegenüber der Angabe in diesem Buch abweicht. Das gilt nicht nur bei selten verwendeten oder neu auf den Markt gebrachten Präparaten, sondern auch bei denjenigen, die vom Bundesgesundheitsamt (BGA) oder Paul-Ehrlich-Institut (PEI) in ihrer Anwendbarkeit eingeschränkt worden sind.

Geschützte Warennamen (Warenzeichen) werden nicht besonders kenntlich gemacht. Aus dem Fehlen eines solchen Hinweises kann also nicht geschlossen werden, daß es sich um einen freien Warennamen handele.

ISBN 3-7773-0994-X

Printed in Germany 1990
Satz und Druck: Druckerei Sommer GmbH, 8805 Feuchtwangen

Inhaltsverzeichnis

Geleitwort zur 3. Auflage

Impfstoffe sind Pharmazeutika besonderer Art. Ihre wirksame Substanz ist hauptsächlich biologischer Natur, und so haftet ihnen die Variabilität und Komplexität des Biologischen an. Sie dienen ausschließlich der Prophylaxe von Krankheiten und werden in der Regel bei Gesunden angewendet.
Die Effektivität von Impfstoffen läßt sich nicht in der Weise messen wie die vieler anderer Arzneimittel, zumal gerade dann, wenn in einem Land die Gefahren der Infektionskrankheiten abnehmen, die »Impffreudigkeit« bei der Bevölkerung nachläßt. Der Arzt trägt dann mit sachkundiger Beratung über den nach wie vor bestehenden Nutzen, die Verträglichkeit und mögliche Nebenwirkungen einer Impfung wesentlich dazu bei, daß eine hohe Immunisierungsrate erreicht wird. Die Aufklärung der zu Impfenden – und insbesondere der Eltern zu impfender Kinder – ist ein unbedingtes ärztliches Anliegen. Dabei ergeben sich in der Impfpraxis oft situationsbedingt äußerst spezielle Probleme.
Innerhalb weniger Jahre erscheint nun bereits die 3. Auflage des Buches von Frau Dr. *Quast*. Dies beweist, wie verbreitet Fragen im Zusammenhang mit Impfungen sind. Häufig sind sie »knifflig«, d. h. schwierig, spezielle Sachkenntnis und geduldiges Nachdenken über Für und Wider erfordernd, um in jedem Einzelfall die richtige Empfehlung zu geben. Das trifft auch für Impfentscheidungen (Masern, Mumps, Röteln, Poliomyelitis) bei Kindern zu, die zuvor nach den in der DDR geltenden Vorschriften geimpft wurden.
Ein aus der Impfpraxis heraus entstandener Erfahrungsschatz, wie ihn Frau Dr. *Quast* besitzt, ermöglicht es, zuverlässige Antworten, Erklärungen und wichtige Hinweise zu geben. Durch die präzisen, einprägsamen Informationen kann den Impfärzten zu mehr Sicherheit verholfen werden.
In allen Zweifelsfällen sollten sich praktizierende Ärzte auch weiterhin vertrauensvoll an Frau Dr. *Quast* wenden.

Berlin, April 1990

Waltraud Thilo
1100 Berlin

Geleitwort zur 1. Auflage

Schutzimpfungen haben seit Jahrzehnten ihren festen Platz in der Bekämpfung zahlreicher Infektionskrankheiten des Menschen, ihre konsequente Anwendungen hat in den letzten Jahren wesentlich zu den Erfolgen der modernen Medizin beigetragen. So konnten die Pocken – eine der gefürchtetsten Erkrankungen in früheren Jahrhunderten – durch ein weltweites, jahrzehntelanges Impfprogramm der Weltgesundheitsorganisation ausgerottet werden; die letzten Pockenerkrankungen wurden 1977 in Somalia festgestellt. Die orale Poliomyelitis-Schutzimpfung hat die spinale Kinderlähmung in vielen Ländern zu einer sehr seltenen Erkrankung werden lassen. So wurde in der Bundesrepublik Deutschland 1984 lediglich eine Poliomyelitis-Erkrankung gemeldet.

Diese Beispiele zeigen aber bereits, daß die spezifische Prophylaxe von Infektionskrankheiten sich heute nicht mehr auf routinemäßige Schutzimpfungen gegen einige Erkrankungen des Kindesalters beschränkt, sie gewinnt neben der Schaffung eines Kollektivschutzes eine zunehmende Bedeutung als individuelle Schutzmaßnahme in allen Lebensaltern. So sind Schutzimpfungen unverzichtbarer Bestandteil der Notfall- (z. B. Immunisierung gegen Tetanus) und Intensivmedizin (z. B. Immunisierung gegen Infektionen mit Viren der Herpesgruppe), ein moderner Tourismus ist ohne sie nicht denkbar (z. B. Immunisierung gegen Thyphus, Hepatitis A und B). Durch Impfungen sollen beruflich gefährdete Personengruppen geschützt werden (z. B. Immunisierung gegen Hepatitis B); aber natürlich soll auch der gefährdete einzelne (z. B. Schutzimpfung gegen Influenza) oder seine Nachkommen (z. B. Schutzimpfung gegen Röteln) vor einer Erkrankung bewahrt werden.

Diese verschiedenen Möglichkeiten der aktiven und passiven Prophylaxe zahlreicher Infektionskrankheiten haben ein vermehrtes Interesse der Ärzte an Schutzimpfungen bewirkt. In der täglichen Praxis ergeben sich jedoch immer wieder Fragen sowohl zur Indikation und Kontraindikation einzelner Impfungen als auch zur Durchführung der Impfung und zu möglichen Nebenreaktionen oder atypischen Verläufen der Impfreaktionen beim Impfling.

Auf diese verschiedenen Fragen gibt das Buch von Frau Dr. med. *U. Quast* »Hundert knifflige Impffragen« verläßliche Antworten. Hier werden nicht nur die Routineimpfungen im Kindes- und Erwachsenenalter besprochen, auch auf die Besonderheiten der Impfung Kranker und Schwangerer und auf Impfungen während der Stillzeit wird eingegangen. Ursachen für Impfversager, Nebenreaktionen nach Impfungen werden erörtert und letztlich auch Hinweise für notwendige Maßnahmen nach technischen Fehlern bei der Durchführung der Impfung gegeben.

Aufgrund ihrer großen Erfahrung auf diesem Gebiet gibt Frau Dr. med. *U. Quast* im vorliegenden Buch zuverlässige Anweisungen, Hinweise und Ratschläge für das praktische Handeln in der täglichen Praxis.

Prof. Dr. *G. Maass*
Hygienisch-bakteriologisches
Landesuntersuchungsamt »Westfalen«
von Stauffenberg-Straße 36
4400 Münster

Vorwort

Die »hundert kniffligen Impffragen« haben so viel Anerkennung gefunden, daß eine neue Auflage sinnvoll erscheint. Hierzu ermutigen mich nahezu tägliche Anfragen zu neuen Impfproblemen und reger Briefwechsel mit dem einen oder anderen Leser. Viele Fragen sind gestellt worden, die im bisherigen Büchlein noch nicht beantwortet oder nur zwischen den Zeilen erkennbar waren. Die häufigsten oder interessantesten habe ich in die neue Auflage aufgenommen. Das Büchlein wurde somit erweitert und enthält inzwischen »100 und mehr knifflige Impffragen«.
Für die Neuauflage war auch eine gründliche Überarbeitung erforderlich: Erkenntnisse sind hinzugekommen (z. B. Loveday-Prozeß und Pertussis-Impfung, *S. 60*), und neue Impfstoffe bekannt geworden (z. B. PCEC-Tollwutimpfstoff, Pneumokokken-Impfstoff, Haemophilus-influenzae-B-Impfstoff); schließlich sind einige Fragen nicht mehr aktuell, weil inzwischen ergänzende Untersuchungen durchgeführt wurden (z. B. zur guten Wirksamkeit des Masern-Mumps-Röteln-Impfstoffes auch bei intramuskulärer Gabe.)
Ganz neu aufgenommen werden mußten Fragen zu AIDS, das sich bei der ersten Auflage noch nicht als Impfproblem darstellte. Inzwischen werden leider so viele HIV-infizierte Kinder geboren, daß die STIKO Regeln zur Immunisierung erstellt hat. Sie wurden nun berücksichtigt.
Eine weitere, aber erfreuliche Situation ist durch die Öffnung der innerdeutschen Grenze aktuell eingetreten. Noch bahnt sich eine »gesamtdeutsche Impfpolitik« erst allmählich an, aber schon heute müssen die jahrelang unterschiedlichen Impfempfehlungen und Impfstoffe in beiden Teilen unseres Landes berücksichtigt werden. An dieser Stelle möchte ich besonders Frau Prof. *Waltraud Thilo* aus Berlin danken, die mir bei der Zusammenstellung des neuen Impfplanes für die ehemaligen DDR-Gebiete und der Beantwortung der diesbezüglichen Fragen eine große Hilfe war.
Ich hoffe, daß die Empfehlungen bei den neu aufgenommenen Impffragen nachvollziehbar und verständlich dargestellt sind. Einem Rezensenten waren nicht alle Fragen »knifflig« genug. Ihm und allen, die Freude am Kuriosen haben, sei die Lektüre der »Affen im Zoo« *(S. 91)* und des »Tollwutimpfstoffes für Wildtiere« *(S. 196)* empfohlen.
Ihnen allen wünsche ich viel Spaß bei der Lektüre!

Marburg, im September 1990 *Ute Quast*

I. Einleitung

»Mir ist eine geöffnete Ampulle Choleraimpfstoff in mein Aquarium mit Warmwasserfischen gefallen. Können sich die Cholera-Keime jetzt in dem Wasser vermehren? Oder besteht eine andere Gefahr für uns oder die Fische?«
Was hätten Sie gesagt?
Wenn Sie wissen wollen, wie man auf eine derartige Frage antwortet, können Sie die folgenden Impffragen lesen. Wenn Sie schon jetzt erfahren wollen, was dazu zu sagen ist, schlagen Sie auf der letzten Seite nach. Selten ist eine Antwort auf eine knifflige Impffrage so leicht wie in diesem Fall.
Bei Impfproblemen richtig zu entscheiden, ist manchmal schwierig. Es bedarf dazu eines Grundwissens über Impfstoffe, Zusatzstoffe, Immunreaktionen und eines breiten medizinischen Allgemeinwissens.
Impffragen sollten nicht aus dem Stegreif gelöst werden, aber ihre Antwort hat naturgemäß oft wenig Zeit. Dann ist es wichtig, sich an die Grundlagen der Infektabwehr zu erinnern. Der impfende Arzt muß sich der physiologischen Hintergründe seiner Prophylaxe, die die Natur imitiert, gewärtig sein, dann wird er normale Impfreaktionen, Impfversager oder unerwünschte Nebenreaktionen in diesen physiologischen Ablauf einordnen können, sein weiteres prophylaktisches oder therapeutisches Vorgehen planen und schließlich auch einen Großteil der anfänglich vielleicht kompliziert erscheinenden Fragen und Antworten nachvollziehen oder selbst beantworten können.
Die später im einzelnen diskutierten »kniffligen« Impffragen und Antworten sind aus Diskussionen mit anrufenden und fragenden Kollegen entstanden. Ihre Antwort folgt logischen Überlegungen und Anwendungen der Immunologie. Das Studium der einschlägigen Literatur und ihrer Empfehlungen hat die Antworten selbstverständlich mitgeprägt.
Die einzelnen Probleme sind exemplarisch aufgeführt und sollen anregen, die hier vorgeschlagenen Lösungen auch im anderen Zusammenhang nachzuvollziehen. Trotzdem sind die Antworten nur Lösungsvorschläge. Im Individualfall wird der impfende Arzt selbst entscheiden, ob dieses oder ein anderes Vorgehen angezeigt ist. Denn nur er kennt den Impfling und kann durch Untersuchungen seine Impftauglichkeit feststellen. Die beschriebenen Fälle sind Beispiele. Wie auch immer sich der behandelnde Arzt entscheidet: die Verantwortung für Handeln und Nicht-Handeln kann ihm niemand abnehmen.
Zunächst soll eine kurze Übersicht über den physiologischen Ablauf bei einer Impfung die Grundlagen für die Beantwortung der »kniffligen Impffragen« legen.

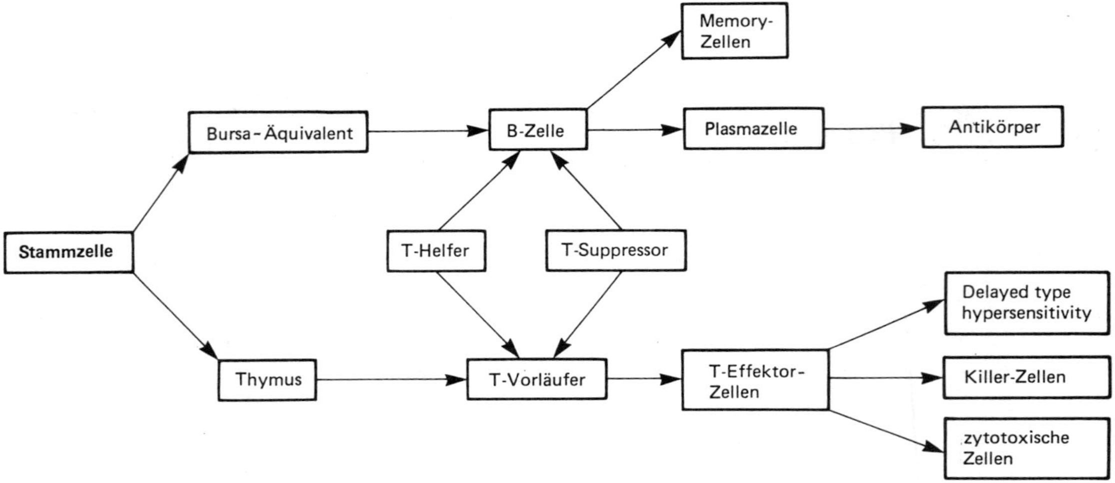

Abb. 1 Spezifische zelluläre und humorale Immunität

Immunologische Grundlagen

Obwohl die Erreger-Abwehr ein komplexer Vorgang ist, bei dem spezifische und unspezifische Vorgänge eine Rolle spielen, wird klassischerweise bei der spezifischen Immunabwehr, die es bei Impfungen zu aktivieren gilt, in zelluläre und humorale Immunreaktionen unterschieden. Dabei ist das Zusammenspiel der einzelnen Zelltypen ein multifaktorielles Geschehen, bei dem die aus der Stammzelle entstandenen B- und T-Lymphozyten mit ihren Subtypen sowie Makrophagen und Granulozyten beteiligt sind. Die Aktivierung der Abwehrreaktion wird weitgehend durch T-Helfer- und T-Suppressorzellen geregelt. Eine einfache Übersicht über die u. a. bei der Immunabwehr beteiligten Zellen zeigt die *Abbildung 1*.

Während für die zelluläre Immunabwehr vorwiegend T-Lymphozyten und deren Abkömmlinge sowie Granulozyten und Makrophagen zur Verfügung stehen, gründet sich die humorale Abwehr auf Antikörper, die Immunglobuline, die von den aus B-Zellen entstehenden Plasmazellen gebildet werden.

Kommt ein Antigen erstmals in Kontakt mit einem Individuum *(s. Abb. 2)*, so entstehen durch Mitwirkung von Makrophagen und Granulozyten aus T-Zellen sogenannte Erkennerzellen. Diese aktivieren B-Lymphozyten, die zu Gedächtniszellen (Memory-Zellen) und Plasmazellen ausreifen. Die Plasmazellen sezernieren die Immunglobuline, und zwar bei einem ersten Kontakt mit dem Antigen zunächst das früh gebildete Immunglobulin der Klasse M (IgM). Dieses wieder zerstört das Antigen, gemeinsam mit den aus T-Zellen entstandenen Effektor-Zellen sowie Granulozyten und Makrophagen. Die Zerstörung des Antigens erfolgt über Lyse, Agglutination, Opsonierung und Phagozytose. Während die Plasmazellen ein vergleichsweise kurzes Leben haben, bestehen die Gedächtniszellen wesentlich länger. Sie werden anfangs nur in relativ geringer Zahl gebildet, nehmen aber bei längerem oder wiederholtem Antigenreiz mengenmäßig zu.

Bei späterem erneutem Antigenkontakt ist dann die Erkennung des Antigens nicht mehr nötig. Die Memory-Zellen beeinflussen direkt die Proliferation der Plasmazellen: Die Ausschüttung der Immunglobuline erfolgt rascher, in großer Menge (Booster) und zwar in Form von Immunglobulin G (IgG) *(s. Abb. 3)*, so daß die Vermehrung der Erreger beeinträchtigt oder verhindert wird.

Aktive und passive Immunisierung

An dieser Stelle ist es wichtig, kurz an den Unterschied zwischen aktiver und passiver Immunisierung zu erinnern *(s. Abb. 4)*.

Beide Begriffe werden meist im Zusammenhang mit der humoralen Immunität benutzt.

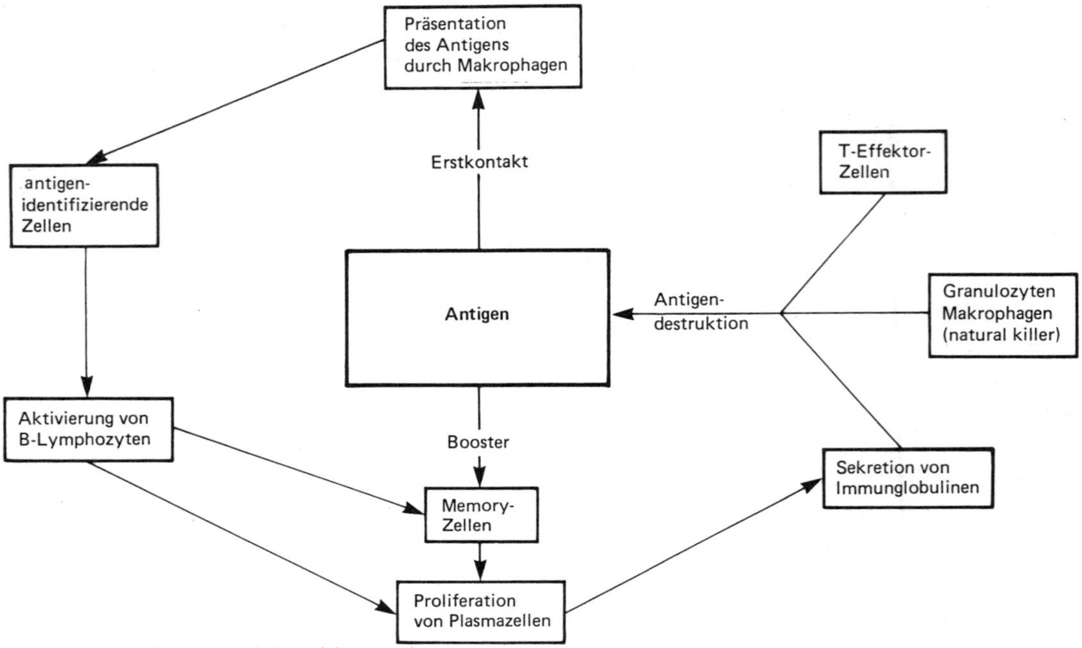

Abb. 2 Antigenerkennung und -destruktion

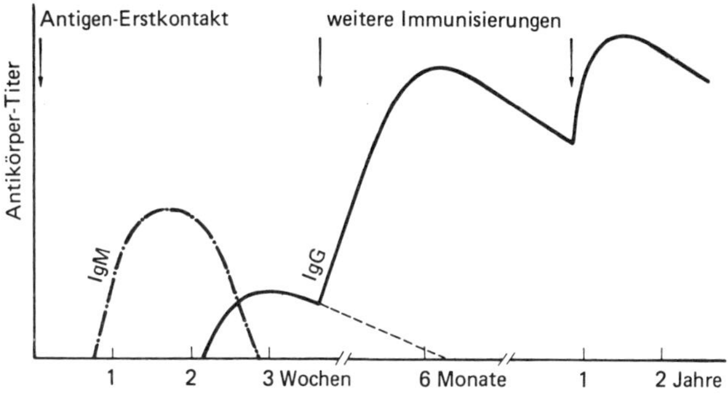

Abb. 3 Schematische Darstellung einer humoralen Immunantwort

Bei der aktiven Immunisierung bildet der Mensch selbst auf einen Antigenreiz hin Antikörper, die oft lebenslang *(s. oben)* wirksam und nachweisbar sind.
Bei der passiven Immunisierung erhält der ungeschützte Patient Antikörper von Mensch (homolog) oder Tier (heterolog). Derartige passive Immunglobulin- oder Serumgaben führen nur zu einer kurzdauernden Immunität. Sie bauen aber einen schnellen Antikörper-Titer auf und können deshalb in kürzester Zeit zum vorübergehenden Schutz führen.
In hochentwickelten Ländern kommt nur noch selten heterologes Serum zur Anwendung. Homologes Serum steht nur dann nicht zur Verfügung, wenn das Antigen für den Menschen so toxisch ist, daß sich eine Immunisierung hiermit verbietet (z. B. Schlangenseren, Botulismus-Antitoxin). Hier muß dann auf eine entsprechende Tierspezies – meist Pferd – zurückgegriffen werden.
Eine Sonderform des Infektionsschutzes ist die Simultanprophylaxe, d. h. die aktiv-passive Immunisierung. Dabei wird versucht, schnell einsetzenden Sofortschutz und eine langanhaltende Dauerimmunität zu erreichen.
Da gleichzeitig der Impfstoff mit dem Immunglobulin verabreicht wird, besteht theoretisch die Möglichkeit, daß der Antikörper das Antigen – den Impfstoff – neutralisiert. Die empfohlenen Immunglobulin- und Impfdosen sind aber auf Grund jahrelanger Erfahrung und klinischer Prüfung so ausgewogen, daß der passive Schutz für den Impfling gerade ausreicht, ohne den Impfstoff zu neutralisieren. Dies ist der Grund, weshalb beispielsweise bei der Simultanprophylaxe der Tollwut die Dosierung des Immunglobulins keinesfalls überschritten werden darf und auch Impfstoff und Gammaglobulin möglichst gleichzeitig verabreicht werden sollten. Dabei sollte auf Applikation an kontralateralen Stellen

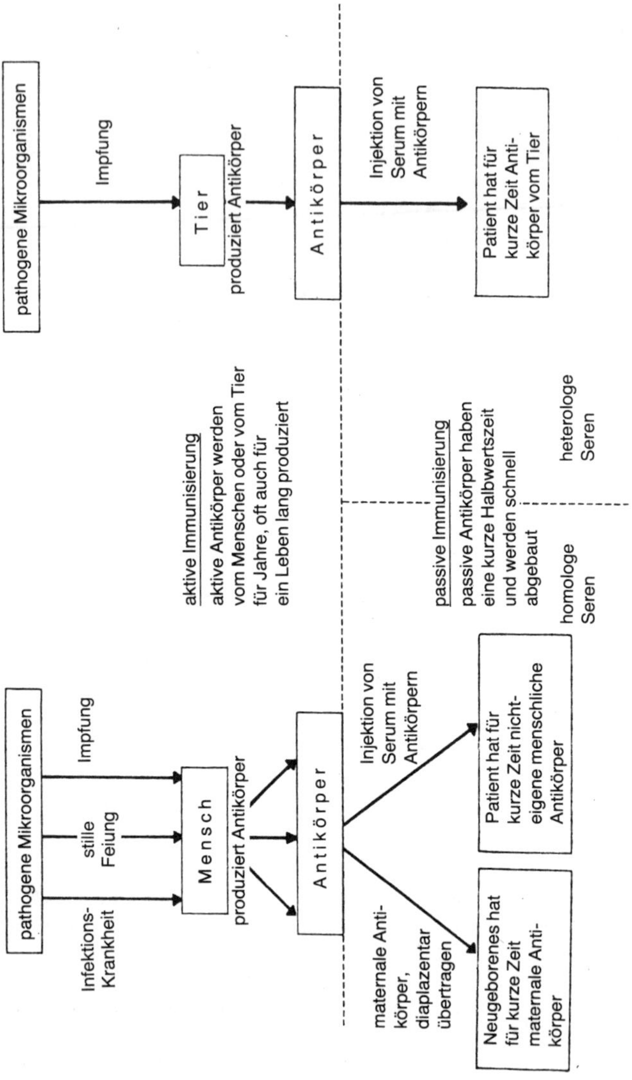

Abb. 4 Aktive und passive Immunisierung

geachtet werden, damit sich Antigen und Antikörper nicht gegenseitig neutralisieren.
Auch bei dem »Nestschutz« der Säuglinge handelt es sich um eine passive Immunisierung durch den Übertritt maternaler Antikörper durch die Plazenta. Da gegenüber dem mütterlichen Blut eine gewisse Immuntoleranz besteht und deshalb das mütterliche Gammaglobulin eine längere Halbwertszeit hat, hält der passive Schutz beim Säugling besonders lange an. Das passiv übertragene IgG gibt dem Neugeborenen einen partiellen Immunschutz bis zum Ende des ersten Lebensjahres. Das gesunde Kind erreicht seinen vollen IgG-Spiegel mit etwa zwölf Jahren, den IgM-Spiegel mit etwa acht bis neun Jahren und die Erwachsenennorm des IgA-Serumspiegels erst in der Pubertät.

Impfstoffe

Im europäischen Raum werden heute Impfstoffe aus Viren und Bakterien eingesetzt. Grundsätzlich muß man zwischen Impfstoffen aus abgeschwächten lebenden Erregern und solchen aus Bestandteilen abgetöteter Keime (sogenannten Totimpfstoffen) unterscheiden *(s. Tab. 1)*.

Tabelle 1 Einteilungsprinzip verschiedener Impfstoffe

	Virus-Impfstoffe	bakterielle Impfstoffe
lebend attenuiert	Poliomyelitis *(Sabin)* Masern Röteln Mumps Gelbfieber Varizellen	BCG Typhus (Oral)
abgetötet	Poliomyelitis *(Salk)* Tollwut FSME	Pertussis Cholera
einzelne Antigene (Spaltvakzine, Polysaccharid-Vakzine u. ä.)	Influenza Hepatitis B	Meningokokken (A + C) Pneumokokken H. influenzae B
Toxoide		Diphtherie Tetanus

Totimpfstoffe können als Ganzvirus bzw. Bakteriensuspension angewendet werden, oder es können Spaltprodukte bzw. einzelne Antigene benutzt werden.

Toxoidimpfstoffe enthalten das »entgiftete Toxin«, das die gleiche antigene Wirksamkeit hat wie das Toxin.
Ein kurzes Wort zur Haltbarkeit von Impfstoffen: Impfstoffe sind sensibel gegenüber Temperaturschwankungen und sollten daher nur bei der vorgeschriebenen Temperatur gelagert werden.
Lebendimpfstoffe sind besonders gefährdet bei Lagerung oder Transport bei erhöhter Temperatur: Die Keime sterben eventuell ab, die Wirksamkeit des Impfstoffes ist in Frage gestellt.
Adsorbat-Impfstoffe – wie die gegen Tetanus, Diphtherie und besonders Hepatitis-B-Impfstoff – sind empfindlich gegenüber kalten Temperaturen. Das Adjuvans wird beim Einfrieren ausgefällt; auch hier sind Wirksamkeit und Verträglichkeit später zweifelhaft. Eine unwirksame Impfung ist aber sicher schlechter als keine, weil sie einen nicht vorhandenen Schutz vortäuscht.

Impfpläne (Indikation)

Der Wert einer Impfprophylaxe ist in unserem Land bei der Bevölkerung oft nicht so präsent, wie wir das wünschen. Die – neben anderen Ursachen – vor allem auch durch Impfungen erreichten Erfolge in der Bekämpfung und Prophylaxe lassen uns oft selbst die nahe zurückliegende Vergangenheit und die Gefahr von Infektionskrankheiten vergessen. So sind in unserem Land Krankheiten wie Kinderlähmung oder Diphtherie nahezu unbekannt.
Zahlen aus der Vergangenheit beweisen, welch große Rolle Infektionskrankheiten im letzten Jahrhundert noch gespielt haben.

Tabelle 2 Prozentualer Anteil der durch Infektionskrankheiten bedingten Todesfälle an Todesfällen überhaupt in der Bundesrepublik Deutschland

1892	20,96 %
1920	13,63 %
1976	0,83 %
1987	0,78 %

Die WHO schätzt Erkrankungen und Todesfälle weltweit *(s. Tab. 3)*. Diese Zahlen beweisen die Notwendigkeit von Impfungen.

Um die Durchführung der notwendigen Impfungen zu erleichtern, existieren Impfpläne, die u. a. von der Ständigen Impfkommission des Bundesgesundheitsamtes (STIKO), der Deutschen Gesellschaft zur Bekämpfung der Viruskrankheiten, der Sozialpädiatrischen Gesellschaft oder der Deutschen Gesellschaft für Chirurgie erarbeitet wurden.

Tabelle 3 Weltweit geschätzte Erkrankungen und Todesfälle durch einige Infektionskrankheiten*

Erreger	weltweit Erkrankungen	Todesfälle
Poliomyelitis	275000	1 von 10 Fällen mit paralytischen Symptomen
Masern	67 Mio.	2 Mio.
Diphtherie	50 Mio.	1 von 10 Fällen mit Rachendiphtherie
Tuberkulose	8 Mio. Neuerkrankungen	3 Mio.
davon Tb-Meningitis	60000	$>$ 30000
Pertussis	51 Mio.	600000
Tetanus neonatorum	800000	$\leq$ 800 000

* Aus: Point of fact, WHO, 1987, und Expanded Programme on Immunization, WHO-Update, Aug. 1989

Die Impfpläne in der ehemaligen DDR waren in den »Durchführungsbestimmungen zum Gesetz zur Verhütung und Bekämpfung übertragbarer Erkrankungen beim Menschen« geregelt.

Die bei den einzelnen Grundimmunisierungen vorgeschriebenen Impfabstände sind durch jahrelange Erfahrung und klinische Prüfung erprobt und aus der Kenntnis der Immunologie verständlich. Auch für die gemeinsame Applikation von mehreren bestimmten Antigenen liegen klinische Erfahrungen vor, die dieses Vorgehen gestatten. Abweichungen von den erprobten Impfabständen sind im Einzelfall schwer kalkulierbar; obwohl sicher auch andere Impfabstände möglich sind, sollten sie in unseren Breiten möglichst vermieden werden.

Tabelle 4 zeigt den Impfkalender für Kinder, wie er zur Zeit von der Ständigen Impfkommission des BGA empfohlen wird, *Tabelle 5* den für Erwachsene.

Tabelle 6 zeigt den Impfplan für Kinder, der für die neuen Länder (ehemals DDR) für eine gewisse Übergangsphase empfohlen wird (Thilo W., Dittmann, S., persönliche Mitteilung).

Tabelle 4 Impfkalender für Kinder und Jugendliche (BRD)*

A: nach dem Lebensalter geordnet

1. Lebensalter	2. Impfung gegen	3. Personenkreis
ab 3. Lebensmonat	Diphtherie-Tetanus 2 × im Abstand von mindestens 6 Wochen oder	alle Säuglinge und Kleinkinder
	Diphtherie-Pertussis-Tetanus 3 × im Abstand von 4 Wochen (die Pertussis-Impfung sollte nicht nach vollendetem 1. Lebensjahr begonnen werden).	Säuglinge in Gemeinschaftseinrichtungen oder ungünstigen sozialen Verhältnissen oder bei denen der Keuchhusten eine besondere Gefährdung bedeutet
	Poliomyelitis 2 × trivalente Schluckimpfung im Abstand von mindestens 6 Wochen, ggf. in Kombination mit der 1. und 2. DT-Impfung oder mit der 1. und 3. DPT-Impfung oder Teilnahme an Impfaktionen der Gesundheitsämter im folgenden Winter (November/Januar)	alle Säuglinge und Kleinkinder Die 2. DT-Polio-oral-Kombination ist auch im Rahmen der U 4/5 möglich. Der Mindestabstand beträgt 6 Wochen. Die 3. DT-Polio-oral-Kombination ist im Rahmen der U 6 möglich. Der Mindestabstand zur 2. Impfung beträgt 3 Monate.
2. Lebensjahr (ab 15. Lebensmonat)	Masern, Mumps und Röteln Poliomyelitis 3. trivalente Schluckimpfung 3. Diphtherie-Tetanus oder 4. Diphtherie-Pertussis-Tetanus	alle Kleinkinder und Kinder (Abschluß der Grundimmunisierung) s. oben

Tabelle 4 Fortsetzung

6.–8. Lebensjahr	Nachhol-Impfungen (bisher versäumte Impfungen außer gegen Pertussis) Tetanus-Diphtherie (Auffrischimpfung/Erstimpfung mit d-Impfstoff für Erwachsene; Td)	alle Kinder
ab 10. Lebensjahr	Poliomyelitis (Wiederimpfung)	alle Kinder
11.–15. Lebensjahr	Röteln	Alle Mädchen, auch wenn im Kleinkindesalter bereits (allein oder in Kombination) gegen Röteln geimpft.
	Tetanus (Auffrischimpfung) Diphtherie (Auffrischimpfung mit d-Impfstoff für Erwachsene; zweckmäßig als Kombinationsimpfung mit Td-Impfstoff)	alle Kinder

B: nach Impfungen geordnet

1. Impfung gegen	2. Lebensalter	3. Personenkreis, Anwendung
Diphtherie-Tetanus	ab 3. Lebensmonat: 2 × im Abstand von mindestens 6 Wochen 1 × im 2. Lebensjahr (Abschluß der Grundimmunisierung) oder bereits im Rahmen der U 6.	alle Säuglinge und Kleinkinder
oder Diphtherie-Pertussis-Tetanus	ab 3. Lebensmonat: 3 × im Abstand von 4 Wochen (Beginn nicht nach	Säuglinge in Gemeinschaftseinrichtungen, unter ungünstigen sozialen Verhältnissen oder bei

Tabelle 4 Fortsetzung

noch Diphtherie-Pertussis-Tetanus	vollendetem 1. Lebensjahr) 1 × im 2. Lebensjahr (Abschluß der Grundimmunisierung)	denen der Keuchhusten eine besondere Gefährdung darstellt.
Diphtherie-Tetanus	6.–8. Lebensjahr (1 × Auffrischung, für Diphtherie mit d-Impfstoff für Erwachsene) zweckmäßig als Kombinationsimpfung mit Td-Impfstoff	alle Kinder
Diphtherie-Tetanus	11.–15. Lebensjahr (1 × Auffrischung, für Diphtherie mit d-Impfstoff für Erwachsene) zweckmäßig als Kombinationsimpfung (Td-Impfstoff)	alle Kinder bzw. Jugendlichen
Poliomyelitis	ab 3. Lebensmonat: 2 × trivalent im Abstand von mindestens 6 Wochen, ggf. in Kombination mit der 1. und 2. DT-Impfung oder mit der 1. und 3. DPT-Impfung	alle Säuglinge und Kleinkinder
	oder Teilnahme an Impfaktionen der Gesundheitsämter im folgenden Winter (November/Januar)	alle Säuglinge und Kleinkinder
	ab Beginn des 2. Lebensjahres: 3. trivalente Schluckimpfung, falls nicht bereits im Rahmen der U 6 erfolgt.	
	10. Lebensjahr: 1 × trivalente Schluckimpfung (Wiederimpfung)	

Tabelle 4 Fortsetzung

Masern (ggf. Masern-Mumps-Röteln-Kombination)	ab 15. Lebensmonat	alle Kleinkinder und Kinder
Mumps (ggf. Masern-Mumps-Röteln-Kombination)	ab 15. Lebensmonat	alle Kleinkinder und Kinder
Röteln (ggf. Masern-Mumps-Röteln-Kombination)	ab 15. Lebensmonat	alle Kinder
	11.–15. Lebensjahr	alle Mädchen, auch wenn im Kleinkindesalter bereits (allein oder in Kombination) gegen Röteln geimpft

* Impfempfehlungen der Ständigen Impfkommission des Bundesgesundheitsamtes (STIKO), Stand: Mai 1989. Bundesgesundhbl. 2 (1990). Abdruck mit frdl. Genehmigung des Bundesgesundheitsamtes.
Wichtiger Zusatz: Seit 2. Juli 1990 hat die STIKO die Impfung gegen Haemophilus influenzae Typ B in ihre Impfempfehlungen mit aufgenommen. Die Impfung erfolgt im ersten und zweiten Lebensjahr gleichzeitig mit der DT-Impfung, jedoch an anderer Körperstelle. Sie ist bereits in den meisten Bundesländern öffentlich empfohlen.

Tabelle 5 Impfkalender für Erwachsene (BRD)*

Kategorie**	Impfung gegen	Indikation bzw. Reiseziele	Anwendung (Beipackzettel beachten)
R	Cholera	ausschließlich, wenn Impfung vom Einreiseland verlangt wird	1. Injektion: 0,5 ml 2. Injektion: 1,0 ml im Abstand von 1–4 Wochen
I	Diphtherie	bei Ausbrüchen oder regional erhöhter Morbidität	stark reduzierte Dosis (2–5 I. E.)
A, R		bei Tetanusauffrischimpfungen	in Kombination mit Tetanusimpfstoff (Td)
RS, I	FSME (Frühsommer-meningoenzephalitis)	Naturherde vor allem in Österreich, Tschechoslowakei, Südosteuropa, Süddeutschland und Südschweden	Grundimmunisierung: 2 Injektionen im Abstand von 1–3 Monaten, 3. Injektion im Abstand von 9–12 Monaten; Auffrischimpfungen
R	Gelbfieber	Mittel- und Südamerika; Afrika zwischen 17° nördl. und 17° südl. Breite (BGA-Merkblatt Nr. 27)	nur in hierfür staatlich zugelassenen Impfstellen; Lebendimpfung; Wiederholung im Bedarfsfall in zehnjährigem Abstand
I	Influenza	Personen über 60 Jahre und Personen mit bestimmten Grundleiden, infektionsgefährdetes Personal (BGA-Merkblatt Nr. 11) Medizinisches u. Pflegepersonal mit direktem Kontakt zu Risikopatienten	jährliche Impfung im Spätsommer, Herbst, mit einem Impfstoff mit aktueller Antigenkombination
A		bei Pandemien durch Erregerwechsel größere Personenkreise	abhängig von der epidemischen Situation
RS	Meningokokkeninfektionen	exponierte Personen z. B. Entwicklungshelfer im Meningitisgürtel Afrikas; Brasilien, Südhimalaja	Impfung gegen Serotyp A und C nach Angaben des Herstellers

Tabelle 5 Fortsetzung

I	Pneumokokkeninfektionen	Risikofälle, z. B. bei chronischen Lungen- und Herzkrankheiten, Diabetes mellitus, Leberzirrhose, Krankheiten der Nieren, der Milz, der blutbildenden Organe, Splenektomie usw.	1 Injektion bei Kindern über 2 Jahren und Erwachsenen. Vor Vollendung des 2. Lebensjahres ist die Impfung nur in begründeten Ausnahmefällen angezeigt.
R, I A	Poliomyelitis	nach Grundimmunisierung im Kleinkindesalter und Wiederimpfung im 10. Lebensjahr. Reisende jeden Alters in warme Länder, wenn letzte Impfung länger als 10 Jahre zurückliegt; Riegelungsimpfung bei Ausbrüchen; (Ärzte-Merkblatt des »Deutschen Grünen Kreuzes«)	nach vollständiger Immunisierung grundsätzlich 1 Impfschluck
A	Röteln	nichtschwangere Frauen im gestationsfähigen Alter ohne Rötelnantikörper (BGA-Merkblatt Nr. 30, Ärzte-Merkblatt des »Deutschen Grünen Kreuzes«)	nach der Impfung ist eine Konzeptionsverhütung für 2 Zyklen empfohlen; Wochenbettimpfung; Impferfolgskontrolle erforderlich
A, R	Tetanus	alle Personen 10 Jahre nach der letzten Tetanusimpfung	bei früherer Grundimmunisierung jeweils 1 Injektion möglichst mit Td-Impfstoff; bei ausreichender Grundimmunisierung aktive Auffrischimpfung, wenn letzte Tetanusimpfung länger als 10 Jahre zurückliegt.
		Exposition (Verletzung)	Bei sauberen, geringfügigen Wunden, bei fehlender oder mangelhafter Grundimmunisierung Beginn und Vervollständigung der Grundimmunisierung durch aktive Immunisierung. Bei allen anderen Verletzungen simultan aktive

Tabelle 5 Fortsetzung

	(noch Tetanus)		und passive Immunisierung, wenn der Verletzte bisher weniger als zwei Injektionen erhalten hat oder bei bereits zwei durchgeführten Impfungen, wenn die Verletzung länger als 24 Stunden zurückliegt. Bei ausreichender Grundimmunisierung ist eine Auffrischimpfung erforderlich, wenn die letzte Tetanusimpfung länger als 5 Jahre zurückliegt.
		Falls keine Verletzung vorliegt, sollte eine Auffrischimpfung nicht häufiger als im Abstand von 10 Jahren erfolgen. Die STIKO hält einen Abstand von 10–15 Jahren für ausreichend.	
I	Tollwut	präexpositionell bei Laboratoriumspersonal, Tierärzten, Jägern und ähnl. Risikogruppen (BGA-Merkblatt Nr. 3)	Zellkultur-Impfstoff in empfohlenem Dosierungsschema
		postexpositionell	gegebenenfalls gleichzeitige passive Immunisierung
I	Typhus	Indikationsimpfung bei Reisen in Endemiegebiete	nach Angaben d. Herstellers
I	Tuberkulose	ansteckungsgefährdete, tuberkulinnegative Personen einschließlich Neugeborene	BCG-Impfung (streng intrakutan!)
I	Virushepatitis B	präexpositionell 1. HB-gefährdetes medizinisches und zahnmedizinisches Personal; 2. Dialysepatienten, Patienten mit häufiger Übertragung von Blut oder Blutbestandteilen, vor	Hepatitis-B-Impfung nach den Vorschriften der Hersteller

Tabelle 5 Fortsetzung

(noch Virushepatitis B)	ausgedehnten chirurgischen Eingriffen (z. B. Operationen unter Verwendung der Herz-Lungen-Maschine);	
	3. Patienten in psychiatrischen Anstalten oder vergleichbaren Fürsorge-Einrichtungen für Zerebralgeschädigte oder Verhaltensgestörte, einschließlich des Pflegepersonals;	
	4. Personen mit engem Kontakt mit HBsAg-positiven Personen (z. B. Wohngemeinschaft);	
	5. besondere Risikogruppen wie z. B. Prostituierte, Homosexuelle; Drogenabhängige, länger einsitzende Strafgefangene;	
	6. Reisende in HB-Endemiegebiete bei engem Kontakt zur einheimischen Bevölkerung.	
	postexpositionell	gleichzeitig passive Immunisierung mit Hepatitis B-Immunglobulin
	1. medizinisches Personal, bei Verletzungen mit erregerhaltigen Gegenständen (z. B. Spritzen)	
	2. Neugeborene HBsAG-positiver Mütter	

Tabelle 5 Fortsetzung

I	Varizellen	Patienten, für die die Varizellen-Infektion eine besondere Gefährdung darstellt (Pat. mit immunsuppressiver Therapie, mit Immundefekten). Passive Immunprophylaxe: Bei Exposition nichtimmuner, gefährdeter Personen mit Varizella-Zoster-Immunglobulin (z. B. Neugeborene von Mütter, die 7 Tage vor bis 2 Tage nach der Geburt an Varizellen erkrankt sind).

* Impfempfehlungen der Ständigen Impfkommission des Bundesgesundheitsamtes (STIKO), Stand: Mai 1989. Bundesgesundhbl. 2 (1990). Abdruck mit frdl. Genehmigung des Bundesgesundheitsamtes.

** A = Impfungen mit breiter Anwendung und erheblichem Wert für die Volksgesundheit;
I = Indikationsimpfung;
R = Reiseimpfungen, von der WHO veröffentlichte Infektionsgebiete beachten;
RS = Reiseimpfungen in Sonderfällen.

Tabelle 6 Impfplan für Kinder (neue Länder der ehemaligen DDR)

Neugeborene	Tuberkulose (bei Ansteckungsgefahr)
ab 3. Lebensmonat	Diphtherie-Pertussis-Tetanus* 3 × im Abstand von mindestens 4 Wochen, gleichzeitig beim 1. und 3. Termin trivalente Schluckimpfung gegen Poliomyelitis
2. Lebensjahr (ab 15. Lebensmonat)	Masern-Mumps-Röteln** Diphtherie-Pertussis-Tetanus (4. Impfung) Poliomyelitis (3. Schluckimpfung)
7. Lebensjahr	Tetanus-Diphtherie (Td-Impfstoff) Poliomyelitis (4. Schluckimpfung)
11.–15. Lebensjahr	Masern-Mumps-Röteln oder Röteln (alle Mädchen) und Masern (alle Kinder)
15.–16. Lebensjahr	Tetanus-Diphtherie (Td-Impfstoff), Auffrischung alle 10 Jahre im Erwachsenenalter.

* Bei Kontraindikationen für die Pertussiskomponente wird DT-Impfstoff empfohlen; 2 × im Abstand von 6–8 Wochen; die 3. DT-Impfung folgt im 2. Lebensjahr.

** Kinder, die vor dem 1. Juli 1990 mit Masernimpfstoff des Sächsischen Serumwerks Dresden geimpft worden sind, erhalten im Mindestabstand von 6 Monaten eine zweite Impfung gegen Masern, vorzugsweise jedoch M-M-R-Impfstoff.

Kontraindikationen

Selbstverständlich ist vor jeder Impfung der Impfling auf seine Impffähigkeit zu untersuchen, und gegebenenfalls sind Kontraindikationen zu beachten, die meist auch in den Gebrauchsinformationen aufgeführt sind.
Die wichtigsten Kontraindikationen sind in den *Tabellen 7a* und *b* aufgeführt, spezielle Fragen werden später im Einzelfall diskutiert.

Tabelle 7a Die wichtigsten Kontraindikationen bei Lebendimpfstoffen

Kontraindikation	Virusimpfstoffe	bakt. Impfstoffe
akute Erkrankung Inkubation Rekonvaleszenz	Alle Impfungen sind kontraindiziert.	
Immunmangel-Erkrankungen, Immunsuppression, Malignome	Alle Impfungen sind kontraindiziert. (Ausnahme: Varizellen-Impfung bei Leukämiekindern)	
Schwangerschaft	Masern, Mumps, Röteln (Gelbfieber) Varizellen	BCG
neurologische Grundkrankheiten, Krampfleiden	Polio-*Sabin* (evtl. Vorimpfung mit *Salk*-Impfstoff)	
sehr schwere Allergie gegen Ovalbumin	Gelbfieber, Masern Mumps, Röteln nur ausnahmsweise kontraindiziert	
Allergie gegen bestimmte Antibiotika	Masern, Mumps, Röteln, Gelbfieber, Varizellen, Polio-*Sabin*	
Allergie gegen Phenol, Formaldehyd	Lebendimpfstoffe enthalten keine Konservierungsstoffe!!	

Tabelle 7b Die wichtigsten Kontraindikationen bei Totimpfstoffen

Kontraindikation	Virusimpfstoffe	bakt. Impfstoffe
akute Erkrankung Inkubation Rekonvaleszenz	Alle Routineimpfungen sind kontraindiziert. (Nicht Tollwut und Tetanus nach Exposition.)	
Immunmangel-Erkrankungen, Immunsuppression, Malignome	keine Kontraindikation (eventuell Titerkontrolle)	
Schwangerschaft		Pertussis (Cholera) (Pneumokokken)
neurologische Grundkrankheiten, Krampfleiden		Pertussis!
sehr schwere Allergie gegen Ovalbumin	Grippe evtl. FSME	
Allergie gegen bestimmte Antibiotika	Tollwut (nur bei prophylaktischer Impfung)	
Allergie gegen Phenol, Formaldehyd	Hepatitis B (Risikoabwägung!) Grippe	Pneumokokken Cholera

In der bisherigen DDR ist vorgesehen, Kontraindikationen etwas weniger restriktiv zu behandeln als in der bisherigen Bundesrepublik. Die neuen Empfehlungen für Kontraindikationen lehnen sich an die der Ratgebergruppe zum Erweiterten Immunisierungsprogramm der WHO (Wkly Epid Rec. 37 (1988) 279) an. Diese beziehen sich insbesondere auf geringfügige Infekte, z. B. respiratorische Erkrankungen, oder Durchfall ohne Fieber, bei denen Impfungen erlaubt sind. Auch vorangegangene Fieberkrämpfe stellen z. B. keine Kontraindikation für eine weitere Impfung mit dem selben Impfstoff dar.

Nebenwirkungen

Jede Impfung stellt einen Antigen-Stimulus dar, der lokal oder auch systemisch zu einer im Einzelfall auch stärkeren Impfreaktion mit Schwellung und Schmerzen an der Impfstelle oder Unwohlsein und gelegentlichem Fieber führt. Derartige Reaktionen sind normal und den Beschwerden gegenüberzustellen, die eine echte Erkrankung auslösen würden.

Trotzdem können auch stärkere Reaktionen auftreten.

Bei der folgenden Aufstellung *(Tab. 8)* kann – etwas verallgemeinert – unter »gelegentlich« eine Häufigkeit im Prozentbereich verstanden werden, unter »selten« eine solche im Promille-Bereich. Die unter »sehr selten« oder »äußerst selten« aufgeführten Reaktionen werden

Tabelle 8 Nebenwirkungen nach Impfungen

Häufigkeit	Nebenwirkung	Impfung gegen
Lebendimpfstoffe: meist Symptome der Wildinfektion		
gelegentlich ~ 1/10	– Fieber, Malaise, Kopfschmerzen – Exanthem – Durchfälle – Lokales Impfulkus – Lokale Lymphadenitis	– alle – Masern, Röteln, Varizellen – Polio – Tuberkulose – Tuberkulose
selten ~ 1/100	– Parotitis – generalisierte Lymphknotenschwellung – Gelenkbeschwerden – Fieberkrämpfe – abszedierende Lymphadenitis – lokaler Lupus	– Mumps – Masern, Mumps und vor allem Röteln – Röteln – Masern – Tuberkulose – Tuberkulose
sehr selten ~ 1/10000	– Osteomyelitis – Granulomatose/Sepsis	– Tuberkulose – Tuberkulose bei Kindern mit angeborenem Immunmangel
äußerst selten = 1/> 1 Mio.	– Lähmungen – Encephalitis – Neuropathien	– Poliomyelitis – Masern, Mumps – Gelbfieber
Totimpfstoffe: meist immunologisch/allergische Reaktionen		
gelegentlich ~ 1/10	– Lokalreaktionen – Malaise, Fieber, Kopfschmerzen	– alle – alle
selten = 1/> 100	– Gelenkbeschwerden – Aktivierung von ruhenden und chronischen Prozessen – Krampfanfälle – Kreislaufdepression	– Hepatitis B – Cholera – Pertussis – Pertussis
sehr selten = 1/> 100000	– Kollaps – Encephalopathie (?) – Neuropathien, Polyneuritiden	– Pertussis – Pertussis – wahrscheinlich alle

in einer Größenordnung von etwa 1/10 000 bis 1/mehreren Millionen beobachtet.
Nicht berücksichtigt sind in der Tabelle allergische oder anaphylaktische (äußerst seltene!) Reaktionen auf Impfstoff-Anteile.
Diese müssen von den eigentlichen Impfreaktionen unterschieden werden, weil sie antigenspezifisch von der Allergiebereitschaft des Impflings abhängig sind. Hier müssen dann auch entsprechende Reaktionen bei erneuter Allergenzufuhr durch andere Medikamente in Betracht gezogen werden.

Schwangerschaft

Gerade in der Schwangerschaft sollte man mit allen nicht unbedingt notwendigen Maßnahmen zurückhaltend sein. Andererseits ist zu bedenken, daß maternale Antikörper das Neugeborene schützen können, wie dies für den Tetanus neonatorum bekannt ist.
Die Möglichkeit einer Impfung in der Schwangerschaft ist in *Tabelle 9* dargestellt.

Nach diesen einleitenden Grundlagen kommen wir im folgenden zu den eigentlichen Fragen. Diese sind so aufgegliedert, daß in der Überschrift die betroffene(n) Impfung(en) angegeben ist (sind). In Klammern sind die Impfungen aufgezeigt, für die die Aussage analog gilt. Auf die eigentliche Frage kommt die knappe Antwort, und es folgt die ausführliche Begründung mit Literaturangabe, die die Antwort erst verständlich macht. Sie können also, wenn die Zeit drängt, lediglich Frage und Antwort lesen, während der folgende Teil Sie in die Lage versetzt, den Gedankengang nachzuvollziehen und vielleicht auch ein Literaturstudium anzuschließen.
Ein Stichwortverzeichnis soll Ihnen in Zweifelsfällen das Suchen erleichtern.

Tabelle 9 Impfungen in der Schwangerschaft

Impfung	indiziert	nicht kontraindiziert	vermeiden	kontraindiziert
BCG				×
Cholera			×	
Diphtherie		×		
FSME		×		
Gelbfieber			×	
Hepatitis B		×		
Influenza (nur in Epidemiezeiten)	×			
Masern				×
Meningokokken A + C	×*			
Mumps				×
Pertussis				×
Pneumokokken			×	
Poliomyelitis *(Sabin)*		×		
Poliomyelitis *(Salk)*		×		
Röteln				×
Tetanus	×**	×		
Tollwut (vor Exposition)		×		
Tollwut (nach Exposition)	×			
Typhus		×		
Varizellen				×

* Vor Einreise in Endemiegebiete

** Insbesondere in Entwicklungsländern und bei unvollkommener Vorimpfung

II. Impffragen

Routineimpfungen in der Kindheit

Poliomyelitis

Frage *Bei einem zweijährigen Kind wurde bisher die Poliomyelitis-Schluckimpfung nur zweimal durchgeführt, und zwar mit fünf und sieben Monaten. Muß ich jetzt eine erneute Grundimmunisierung mit drei Impfstoffgaben durchführen?*

Antwort Nein, eine dritte Impfung zum Schließen einer eventuellen Impflücke reicht.

Erklärung Im Gegensatz zu Totimpfstoffen reicht bei Verabreichung von attenuierten viralen Lebendkeimen eine einmalige Impfung zur Erlangung eines jahrelangen Schutzes aus. Die Keime vermehren sich im Körper und bedingen somit eine relativ lange Auseinandersetzung mit dem Immunorgan, so daß lokal sekretorisches IgA- sowie ausreichende IgG-Titer erhalten werden, die nicht durch eine zweite oder dritte Gabe geboostert werden müssen *(Horstmann)*. Ein klassisches Beispiel für eine Lebendimpfung ist die Masernimpfung, die einen jahrelangen Schutz aufbaut.
Die dreimalige Gabe des oralen attenuierten Poliomyelitis-Impfstoffes hat auch nicht die eigentliche Aufgabe, den durch eine Impfung erreichten niedrigen Schutz zu »boostern«. Vielmehr enthält der Lebendimpfstoff die drei Poliomyelitis-Typen, gegen die es gilt, eine Immunität aufzubauen.
Erfahrungsgemäß gelingt dies nicht bei einer Impfung, sondern durch die Interferenz der Keime können sich gelegentlich nur 1 oder 2 Typen nach einmaliger Impfung im Darm vermehren. Da es also nicht sicher ist, ob und welche Impftypen »angegangen sind« und somit eine Immunität ausgelöst haben, wird eine zweite und dritte Impfung empfohlen, um die Impflücke zu schließen *(Haas)*. Im Gebiet der ehemaligen DDR wird zum Aufbau der Basisimmunität aus dem gleichen Grund im ersten Lebensjahr eine dreimalige Impfung, je 1 × mit Typ I, Typ III und Typ II durchgeführt. Eine vierte Impfung mit einem trivalenten Impfstoff im zweiten Lebensjahr vervollständigt die Grundimmunisierung. Dabei ist prinzipiell das Intervall zwischen den einzelnen Impfungen gleichgültig, solange es nicht sechs Wochen unterschreitet *(DVV)* – das ist die Zeit, in der die verimpften Viren im Darm verbleiben und das Angehen eines weiteren Stammes verhindern können.
Die Abstände 0 – sechs Wochen – ein Jahr sind nur deshalb im Impfkalender der Bundesrepublik gewählt, um eine praktische Verabreichung gemeinsam mit Diphtherie-(Pertussis-)-Tetanus-Impfungen zu ermöglichen und um in möglichst kurzer Zeit den vollen Impfschutz zu erreichen.

Wichtiger Hinweis Die Schluckimpfung sollte alle zehn Jahre einmal wiederholt werden, um etwa entstandene Immunitätslücken zu schließen.

Deutsche Vereinigung zur Bekämpfung der Viruskrankheiten e. V. (DVV): Richtlinien: Schutzimpfung gegen Kinderlähmung. Ärztemerkblatt (1989/90)

Haas, R. et al.: Was nützt die dritte orale Poliomyelitisimpfung? Dtsch. med. Wschr. 98 (1973) 476

Horstmann, P. M.: Viral vaccines and their ways. Rev. infect. diseases 1 (1979) 502

Poliomyelitis

Frage *Bei meinem kleinen Patienten wurde aus Gesundheitsgründen im ersten Lebensjahr eine der vorgeschriebenen Poliomyelitis-Impfungen versäumt. Der Patient kommt jetzt mit 15 Monaten zur Masern/Mumps-Impfung.*
Kann ich gleichzeitig die Schluckimpfung verabreichen?

Antwort Ja, aber nur gleichzeitig!

Erklärung Anfänglich war man bei der gleichzeitigen Anwendung von Lebendimpfstoffen eher vorsichtig. Inzwischen liegen aber ausreichend Erfahrungen vor, die die gemeinsame Applikation in einem Impfstoff als Masern/Mumps/Röteln-Impfstoff mit guten Impferfolgen zeigen *(Schwarz, Stehr)*.
Auch gegen eine gleichzeitige Anwendung des Poliomyelitis-Schluckimpfstoffes mit anderen Lebendimpfstoffen bestehen keine Einwände *(STIKO)*.

Wichtiger Hinweis Virale Erreger können sich gegenseitig an der Vermehrung hindern, wahrscheinlich durch Aktivierung der Interferon-Ausschüttung *(Tolchin)*. Deshalb sollen Impfstoffe mit viralen Erregern nicht zeitlich versetzt appliziert werden. Falls nicht gleichzeitig geimpft werden kann, ist ein Abstand von vier Wochen bis zur nächsten Lebendimpfung einzuhalten.

Schwarz, A. J. et al.: Clinical evaluation of a new measles-mumps-rubella trivalent vaccine. Amer. J. Dis. Child 129 (1975) 1408
Stehr, K.: Erste Ergebnisse mit einer kombinierten Lebendimpfung gegen Masern, Mumps und Röteln. Mschr. Kinderheilk. 123 (1975) 410
Ständige Impfkommission des Bundesgesundheitsamtes (STIKO): Impfempfehlungen der Ständigen Impfkommission des Bundesgesundheitsamtes (STIKO). Bundesgesundheitsblatt 2 (1990) 74. S. a. Impfkalender *S. 22*.
Tolchin, D.: Failure of measles vaccination J. Pediatrics 83 (1973) 890

Poliomyelitis

Frage *In meiner Praxis habe ich ein knapp zweijähriges Kind aus der ehemaligen DDR, das im ersten Lebensjahr dort bereits dreimal gegen Poliomyelitis geimpft wurde. Muß ich dem Kind jetzt entsprechend unserem Impfplan noch einmal Schluckimpfstoff verabreichen?*

Antwort Ja, sofern das Kind in der DDR geimpft wurde, sollte der Impfschutz durch eine Impfung mit trivalentem Polio-Lebend-Impfstoff ergänzt werden.

Erklärung In der DDR wurde im ersten Lebensjahr dreimal mit monovalentem Lebendimpfstoff geimpft, und zwar zunächst im Alter von drei Monaten (möglich ab 6. Lebenswoche) mit Stamm I, sechs Wochen später mit Stamm III und weitere sechs Wochen später mit Stamm II.
Zur Vervollständigung der Grundimmunisierung ist eine letzte Impfung, jetzt mit trivalentem Impfstoff, im zweiten Lebensjahr vorgesehen.
Diese Impfung sollte unbedingt dann auch bei uns durchgeführt werden, wobei hier von Anfang seit jeher der trivalente Impfstoff eingesetzt wird.

Wichtiger Hinweis Auch bei »angefangener« Impfung im ersten Lebensjahr, also bei jeder anderen Kombination – z. B. einmal oder zweimal in der DDR bereits gegen Polio geimpft – sollte am einfachsten der Impfplan der DDR mit unserem Impfstoff nachgeahmt werden: Sicherheitshalber dann insgesamt viermal impfen, selbst wenn das Kind schließlich eine Impfung zuviel erhält.

Masern (Röteln)

Frage *Im Kindergarten sind Masern ausgebrochen. Kann ich meinen kleinen Patienten in die Inkubation hineinimpfen?*

Antwort Nein, besser Immunglobulin spritzen!

Erklärung Inkubationsimpfungen sind in einigen Fällen, beispielsweise Tetanus, Tollwut, Hepatitis B oder auch Mumps *(s. dort)* sinnvoll und üblich, wenngleich häufig als Simultanprophylaxe gleichzeitig mit Hyperimmunglobulin. Voraussetzung für eine sinnvolle Inkubationsimpfung ist allerdings, daß der Impfschutz deutlich vor dem Auftreten der Erkrankung eintritt, das heißt, daß die Erkrankung eine relativ lange Inkubationszeit hat. Dies ist bei Masern nicht so. Die »Inkubationszeit« von Impfmasern liegt bei etwa neun Tagen *(Schwarz)* und kommt damit der von Wildmasern sehr nahe. Je abgeschwächter der Stamm, umso unsicherer die schnelle Wirkung der Inkubationsimpfung *(Vivell)*. Dazu kommt noch, daß die Masern schon mehrere Tage vor dem Ausbruch des Exanthems und damit der Diagnosestellung hochkontagiös sind, so daß in den seltensten Fällen eine fristgerechte Impfung möglich ist. Zudem lassen sich die Masern durch Gabe von normalem Immunglobulin verhindern oder mitigieren *(Beck, Allerdist, Barandun, Koch)*, wobei je nach Dosis und Zeitpunkt der Injektion sogar die Entstehung der natürlichen Immunität nicht unterdrückt wird.

Wichtiger Hinweis Trotz Immunglobulingabe kann die »stille Feiung«, also inapparente Infektion und nachfolgende Immunität, eintreten. Dessen ungeachtet ist es sicherer, das Kind nach Abklingen der Immunglobulinwirkung – also frühestens nach drei Monaten – aktiv gegen Masern zu impfen.

Eine Verhütung der Röteln ist bei gesunden Kindern nicht erforderlich, bei Schwangeren ist eine Impfung kontraindiziert. Also auch hier: Immunglobulin (Röteln-Immunglobulin) für die werdende Mutter und nach Beendigung der Schwangerschaft impfen!

Allerdist, H.: Masernschutzimpfung im Inkubationsstadium. Med. Klinik 77 (1982) 14

Barandun, S. et al.: Prophylaxe und Therapie mit Gammaglobulinen, Teil II. Schweiz. med. Wschr. 106 (1976) 580

Beck, I.: Prophylaxe und Therapie mit Immunglobulinen. Mschr. ärztl. Fortb. 26 (1976) 217

Koch, F.: Masernprophylaxe mit Gammaglobulin. Dtsch. med. Wschr. 79 (1954) 1324

Schwarz, A. J.: Entwicklung und Eigenschaften einer stark abgeschwächten Masern-Lebend-Vakzine. In: Impfsymposium Berlin (1973) 27, hrsg. von Dtsch. Grünes Kreuz, Ges. F. Sozialpädiatrie

Vivell, O.: Inkubationsimpfungen. Dtsch. Ärztebl. 73 (1976) 955

Masern (Mumps)

Frage *Bei einem Kind mit vorausgegangenem morbilliformen Exanthem, bei dem die Diagnose der Masern nicht sicher gestellt werden konnte, erhebt sich die Frage der Impfung. Kann dieses Kind gegen Masern geimpft werden?*

Antwort Ja.

Erklärung Es gibt viele exanthematische Erkrankungen, die mit morbilliformem Exanthem einhergehen. *Hertl* nennt beim Kind u. a. folgende Erkrankungen, die differentialdiagnostisch erwogen werden müssen:
Röteln, Exanthema subitum, Erythema infectiosum (Ringelröteln), Hepatitis, Streptokokken-Infekte (z. B. rheumatisches Fieber, Scharlach), Meningokokken-Sepsis;
Infekte durch EBV-, ECHO-, Coxsackie-Viren; Arzneimittel-, Nahrungsmittel- oder sonstige Allergien.
Beweisend für die Diagnose der Masern ist klinisch nur das Auftreten von *Koplik*-Flecken, eine Titerkonversion (Anstieg um mindestens das Vierfache) oder der Nachweis von Masern IgM-Antikörpern. Selbst während einer Masern-Epidemie kann eine Fehldiagnose und damit eine spätere echte Masern-Erkrankung das Kind ernsthaft gefährden. Deshalb ist in allen Zweifelsfällen sicherheitshalber die Masern-Impfung durchzuführen.
Es gibt keine Hinweise darüber, daß die Masern-Impfung von bereits immunen Kindern schlechter vertragen wird als von nichtimmunen. Nebenwirkungen treten bei immunen praktisch nicht auf, weil sich die Impfviren nicht ausreichend vermehren können. Es erscheint daher nicht sinnvoll, einem kleinen Kind zur Titerüberprüfung Blut abzunehmen, was ungleich schmerzhafter ist als die Impfung. Treten sieben bis zwölf Tage nach der Impfung »Impfmasern« auf, so ist dies ein Hinweis darauf, daß bisher keine Immunität vorlag und die Impfung indiziert war.

Wichtiger Hinweis Das gleiche gilt für eine fragliche Mumps-Erkrankung in der Anamnese.

Hertl, M.: Pädiatrische Differentialdiagnose. Thieme, Stuttgart 1977
Spiess, H.: Masernschutzimpfung nach unklarer exanthematischer Erkrankung? Dtsch. med. Wschr. 102 (1977) 1011

Masern (Mumps, Röteln)

Frage *Einer meiner kleinen Patienten hat trotz Impfung mit Masern-Mumps-Röteln-Impfstoff jetzt Masern (mit Kopliks).*

1. Wie ist die mangelnde Wirkung der Impfung zu erklären?

2. Wie soll ich weiter vorgehen?

Vielleicht ist es von Interesse, daß das Kind wenige Tage nach der Impfung Windpocken hatte.

Antwort

1. Die Ursache liegt wahrscheinlich in der zwischenzeitlich durchgemachten Virusinfektion (Windpocken), die zur Interferon-Ausschüttung geführt und die Impfviren an der Vermehrung gehindert hat.
2. Entweder Mumpsantikörper überprüfen oder sicherheitshalber gegen Mumps und Röteln nachimpfen.

Erklärung Sogenannte »Impfdurchbrüche«, d. h. Erkrankungen nach offenbar erfolglosen Impfungen werden immer wieder einmal berichtet. Obwohl die Konversion bei Masern- und Mumpsimpfung bei über 90 % liegt, sind insbesondere bei fehlendem Masernschutz mit nahezu absoluter Sicherheit – entsprechend der bei uns noch herrschenden Epidemielage – Wilderkrankungen bei diesen ungeschützten Kindern zu erwarten. Die Ursache der mangelnden Antikörperantwort ist nicht immer auffindbar.

Folgende Gründe – eine vorschriftsmäßige Lagerung und Wirksamkeit des Impfstoffes vorausgesetzt – sind möglich:

1. Impfung in zu frühem Lebensalter, d. h. vor dem 15. Monat *(Yeager)*.
2. Vorangegangene Blut-, Plasma- oder Immunglobulin-Gaben, wobei berücksichtigt werden muß, daß auch spezifische Hyperimmunglobuline (z. B. gegen Tetanus) Masern-Antikörper enthalten *(Stickl)*.
3. Interferenz mit anderen Infektionskrankheiten, wobei eine Aktivierung von Interferon diskutiert wird, was die Impfviren an der Vermehrung hindert *(Tolchin)*.

Nicht immer läßt sich die Ursache klären, so daß auch von einem geringen Prozentsatz primärer Impfversager ausgegangen werden muß *(Stickl)*. Es empfiehlt sich aber, auf die oben angeführten Möglichkeiten zu achten und z. B. bei interkurrenten Infekten notfalls nachzuimpfen *(Deforest)*.

Wichtiger Hinweis Da die hier aufgezeigten Zusammenhänge nicht nur die Masern-Komponente betreffen, erscheint es zweckmäßig, gegebenenfalls die Konversion der Mumps- und Röteln-Impfung zu überprüfen oder die Impfungen zu wiederholen.

Deforest, A.: Antwort zu Failure of measles vaccination. J. Pediat. 83 (1973) 890
Stickl, H.: »Impfdurchbrüche« nach Masern-Lebendimpfung. Dtsch. Ärztebl. 79 (1976) 2441
Tolchin, D.: Failure of measles vaccination. J. Pediat. 83 (1973) 890
Yeager, A. S. et al.: Measles immunization: Success and failures. JAMA 237 (1977) 347

Masern

Frage *Wie soll ich bei einem Kind, das mit sechs Monaten im Ausland gegen Masern geimpft wurde und demnächst in die Schule kommt, jetzt weiter vorgehen?*

Antwort Bei nächster Gelegenheit nachimpfen.

Erklärung Mütterliche Antikörper können den Impferfolg bei Säuglingen bis zum zwölften Lebensmonat einschränken *(Sato, Yeager)*. Deshalb wird bei uns in der Bundesrepublik eine Masernimpfung erst mit 15 Monaten empfohlen.
In vielen Entwicklungsländern werden Säuglinge aber bereits ab sechs Monaten gegen Masern geimpft. Dies ist erforderlich, weil eine hohe Maserndurchseuchung mit größerem Infektionsrisiko besteht und zudem Erkrankungen in diesen Ländern meist erheblich schwerer verlaufen, so daß eine größere Virulenz des Erregers vermutet wird. Wegen der hohen Maserndurchseuchung werden allerdings diese Kinder auch frühzeitig geboostert, so daß eine Nachimpfung nicht erforderlich ist – selbst wenn sie in den entsprechenden Ländern durchführbar und bezahlbar wäre.
In unseren Breitengraden liegen andere Verhältnisse vor: Die Epidemielage zwingt im allgemeinen bei so jungen Säuglingen nicht zu Impfungen und zudem liegt das Erkrankungsalter bei Masern – was mit dem Erstkontakt mit dem Wildvirus gleichzusetzen ist – wesentlich später.
Bei einem Kind, das mit sechs Monaten gegen Masern geimpft wurde und sich wieder in Europa mit seiner völlig anderen Epidemie-Situation befindet, ist es deshalb sicher der einfachste Weg, den mangelnden oder niedrigen Masernschutz durch eine erneute Impfung aufzufrischen *(Bass, Yeager)*.

Wichtiger Hinweis Zur Verhütung der Masern bei einem noch ungeimpften Säugling nach Exposition: normales Immunglobulin.
Bei Kleinkindern aus der DDR ist routinemäßig eine zweite Masernimpfung sechs bis zwölf Monate nach der ersten vorgesehen, weil dort die Masernimpfung bereits mit zehn Monaten begonnen wurde *(s. S. 47)*.

Bass, J. W. et al.: Booster vaccination with further live attenuated measles vaccine. JAMA 235 (1976) 31

Sato, H.: Transfer to measles, mumps, and rubella antibodies from mother to infant. Amer. J. Dis. Child. 133 (1979) 1240

Yeager, A. S. et al.: Measles immunization: success and failures. JAMA 237 (1977) 347

Masern

Frage *Ich habe seit neuestem ein Kleinkind in meiner Praxis zur Betreuung, das mit zehn Monaten in der DDR gegen Masern geimpft wurde. Wie soll ich jetzt weiterimpfen?*

Antwort Wenn sechs bis zwölf Monate nach der Masernimpfung verstrichen sind, impfen Sie das Kind erneut. Am besten gleich gegen Masern, Mumps und Röteln.

Erklärung In der DDR wurden Kleinkinder zweimal gegen Masern geimpft, und zwar einmal ab dem zehnten Lebensmonat – vorzugsweise im 13. Monat – und ein weiteres Mal sechs bis zwölf Monate später. Die bereits mit zehn Monaten durchgeführte Impfung entsprach also dem dort gängigen Impfschema.

Nun muß also durch Sie die zweite Masernimpfung erfolgen. Da in der DDR jedoch bisher eine Impfung im Kleinkindalter gegen Masern, Mumps und Röteln nicht durchgeführt werden konnte, sollten Sie die aus unserer Sicht bestehende Impflücke schließen und gleich zur Impfung einen Masern-Mumps-Rötelnimpfstoff benutzen.

Wichtiger Hinweis Das Kind braucht voraussichtlich auch noch eine vierte (= erste trivalente) Polioschluckimpfung!

Masern (Mumps, Röteln)

Frage *Ich habe ein Kind in der Praxis, das nach Aussage der Mutter vielleicht schon Masern hatte. Kann ich dieses Kind ohne weitere serologische Untersuchungen gegen Masern, Mumps und Röteln impfen?*

Antwort Ja.

Erklärung Wenn das Kind tatsächlich schon immun gegen Masern sein sollte, wird sich das Lebendvirus bei ihm nicht wesentlich vermehren können. Die Impfung wäre dann also überflüssig gewesen.

Es gibt auch keine Hinweise dafür, daß die Impfung bei Kindern durch die schon vorhandene Immunität schlechter verträglich wird als bei nichtimmunen Kindern. Eine Blutabnahme und Serumkontrolle mit eventuell nachfolgender erneuter Impfung ist jedenfalls für das Kind schmerzhafter und auch teurer, als wenn gleich ein Dreifachimpfstoff benutzt wird.

Auch die Impfempfehlungen in der bisherigen DDR vertreten eindeutig diesen Standpunkt.

Wichtiger Hinweis Bei der Rötelnimpfung im Erwachsenenalter ist man etwas restriktiver. Hier sollte der Titer vorher bestimmt sein und unterhalb der schützenden Grenze liegen.

Mitteilung der Beratergruppe für Impffragen der Staatlichen Hygieneinspektion des Ministeriums für Gesundheits- und Sozialwesen der DDR. Z. ärztl. Fortbild. 84 (1990) 375

Masern-Mumps

Frage *Einer meiner Patienten hat trotz Impfung mit Masern-Mumps-Impfstoff vor drei Jahren jetzt eine leichte Parotitis. Ist es möglich, daß das Kind trotz Impfung Mumps hat, und welche Maßnahmen muß ich durchführen?*

Antwort Die Diagnose Mumps sollte gesichert werden: Antikörper gegen Mumps und Masern bestimmen lassen. Gegebenenfalls nachimpfen.

Erklärung Die Ursache für die Parotisschwellung kann vielfältig sein: Neben Abfluß-Hindernissen (Tumoren, Speichelsteinen) kommen bakterielle (Streptokokken, Staphylokokken) sowie virale Erreger (Mumps-Virus, Coxsackie-Viren) in Betracht. Eine Analyse von angeblichen Mumpserkrankungen trotz Impfung hat erbracht, daß in etwa der Hälfte der Fälle tatsächlich eine andere Erkrankung vorlag *(Brunell)*. Die einfachste Methode, die Mumpserkrankung zu sichern, ist eine serologische Diagnostik, wobei ein Mumps-IgM-ELISA spezifisch eine frische Infektion bereits wenige Tage nach Krankheitsausbruch anzeigt, während niedrige IgG-Titer gelegentlich mit solchen gegen Parainfluenza-Viren kreuzreagieren *(Nicolai-Scholten)*. In einzelnen Fällen ist auch von harmlosen Parotitiden trotz erfolgreicher Impfung – sozusagen als Mumps-Zweiterkrankung – berichtet worden, obwohl gerade in diesen Fällen die obengenannte Diagnostik noch nicht möglich war *(Luthardt)*.
Trotz hoher Schutzrate von etwa 95 % nach Mumpsimpfung *(Enders)* ist auch gelegentlich ein Impfversagen möglich. In Fällen mit frischer Mumpsinfektion ist dann zu erwägen, ob die Masern-Impfung eventuell ebenfalls erfolglos war. Bei negativen Masern-Titern sollte deshalb möglichst bald diese Impfung wiederholt werden. Bei den wirklichen Mumpserkrankungen handelt es sich wahrscheinlich um primäre Impfversager und nicht um eine nachlassende Immunität *(Fescharek)*.

Wichtiger Hinweis Um unnötige Blutabnahmen bei einem Kleinkind zu vermeiden, wäre die Mumps- und Masern-Bestimmung direkt bei der ersten Blutentnahme zu erwägen oder hierbei Serum vorübergehend einzufrieren. Die Bestimmung sollte in empfindlichen Tests durchgeführt werden, da nach Impfung meist niedrigere Titer beobachtet werden als nach Wildinfektionen.

Brunell, P. A. et al.: Parotitis in children who had previously received mumps vaccine. Pediatrics 50 (1972) 441

Enders, G.: Die Antikörperkonversion nach Schutzimpfung mit dem Mumps-Lebendimpfstoff. In: Mumps: Komplikationen und Schutzmaßnahmen, hrsg. von *H. Spiess*. Deutsches Grünes Kreuz 41 (1980)

Fescharek, R. et al.: Measles-mumps vaccination in the Fed. Rep. Germany. Part I: Efficacy and analysis of vaccine failures. Vaccine 8 (1990) 333

Luthardt, Th. und Neufang, A.: Erfolgskontrollen der Mumpsimpfung. Gelbe Hefte XVIII (1977) 160

Nicolai-Scholten, M.-E. et al.: Mumpsvirusinfektionen: Antikörperbestimmung mit Enzymimmunoassay (ELISA). Laboratoriumsblätter 30 (1980) 154

Mumps

Frage *Mein kleiner Patient hat gestern bei einem Kindergeburtstag erstmalig mit einem Kind Kontakt gehabt, das heute Mumps bekommen hat.*
Kann ich noch eine Inkubationsimpfung durchführen?

Antwort Ja.

Erklärung Inkubationsimpfungen zur Verhütung der Erkrankung sind ein in der Prophylaxe durchaus gängiges Verfahren, wie dies beispielsweise bei der postexpositionellen Tollwut-Impfung regelmäßig praktiziert wird. Voraussetzung ist, daß die Inkubationszeit der Wildinfektion lang ist, länger als es braucht, einen Impfschutz aufzubauen, also sozusagen eine »Überholimpfung« durchzuführen.
Die »Inkubationszeit« nach Lebendimpfung mit attenuierten Viren ist kürzer als die nach Wildvirusinfektion – sei es durch die Attenuierung selbst, sei es durch den »unüblichen« Inkubationsort oder durch die größere Menge des applizierten Virus. Bei der Mumps-Impfung liegt die »Inkubationszeit« bei etwa fünf bis zwölf Tagen, wie aus dem Zeitpunkt der eventuellen Nebenwirkungen hervorgeht *(Quast, Stehr)*. Dagegen hat die Mumpserkrankung im Mittel eine Inkubationszeit von 18 Tagen. Eine Inkubationsimpfung kann also versucht werden. Von Experten werden als zeitliche Begrenzung drei Tage nach möglicher Infektion angegeben *(Stehr, Spiess)*.
Bei einem so klaren Fall wie dem hier geschilderten – Erstkontakt am Vortage – ist also eine Inkubationsimpfung indiziert und erfolgversprechend. Schwieriger wird die Frage, wenn der Zeitpunkt der möglichen Infektion nicht eindeutig ist. Impfreaktion und Wildviruserkrankung könnten dann zur gleichen Zeit einsetzen, was aber keine Verschlimmerung der Symptome bedeutet. Auch bei solchen Fällen ist entsprechend einer Empfehlung von *Ehrengut* eine Impfung möglich.
Er empfiehlt bei Auftreten von Mumps in Kinderheimen eine Unterbrechung der Infektionskette zur Verhütung der Sekundär- oder wenigstens der Tertiärerkrankung durch Inkubationsimpfungen.
Selbst bei bereits bestehender Mumpsimmunität – also Unklarheit in der Anamnese – ist eine Impfung möglich, da Nebenwirkungen nicht zu erwarten sind, wenn bereits Antikör-

per gegen Mumps vorhanden sind *(Deutscher Therapiekongreß Karlsruhe)*. Eine Impfung ist schneller durchgeführt als eine Antikörperbestimmung, durch die eventuell unnötig Zeit verlorengehen würde.

Wichtiger Hinweis Diese Überlegung gilt nicht für die Masern-Impfung *(s. S. 42)*.

Deutscher Therapiekongreß Karlsruhe: Die Impfprogramme wandeln sich. Vorträge, gehalten auf dem 27. Deutschen Therapiekongreß September 1975 in Karlsruhe. Selecta 48 (1975) 4415

Ehrengut, W. u. H. Wiechen: Mumps und seine Folgen: Schutzimpfung? Gelbe Hefte XII (1972) 83

Quast, U.: Vaccine induced mumps-like diseases. Develop. biol. Stand. 43 (1979) 269

Quast, U.: So vermeiden Sie Impfkomplikationen. Ärztliche Praxis 38 (1986) 1599

Spiess, H.: Schutzimpfung gegen Mumps. Therapiewoche 26 (1976) 3534

Stehr, K.: Mumps. Therapiewoche 26 (1976) 7954

Mumps (Röteln)

Frage *Bei einem sechsjährigen Jungen, der mit seinen Eltern aus der DDR umgezogen ist, wurde im Kleinkindalter keine Mumpsimpfung durchgeführt. Kann ich diese jetzt nachholen?*

Antwort Ja, es gibt keine zeitliche Begrenzung nach oben für die Mumpsimpfung.

Erklärung Es gibt keine Hinweise darauf, daß eine Mumpsimpfung bei älteren Kindern oder Erwachsenen schlechter vertragen wird als bei Kleinkindern *(Schleich)*.

Da in der DDR in den vergangenen Jahren Mumpsimpfungen nicht durchgeführt wurden, besteht bei diesen Kindern noch kein ausreichender Impfschutz.

Umgekehrt kann aber davon ausgegangen werden, daß sich durch die nun veränderte epidemiologische Situation auch die Mumpserkrankungen bei den in der Bundesrepublik großgewordenen, ungeimpften Kindern wieder häufen. Es ist also sinnvoll, möglichst alle bisher noch nicht mumpsgeimpften Kinder nachzuimpfen, falls nicht eindeutig der serologische Beweis einer bestehenden Immunität vorliegt. Eine Parotitis in der Anamnese reicht zur eindeutigen Mumps-Diagnostik nicht aus *(Brunell, s. a. S. 49)*.

Eine Impfung kann ohne vorherige Titerkontrolle, also auch bei möglicherweise bereits bestehender Immunität, durchgeführt werden.

Wichtiger Hinweis Es fehlt in solchen Fällen auch der Impfschutz gegen Röteln, weil auch diese Impfungen bisher in der DDR nicht im Kleinkindalter durchgeführt wurden.

Eine Rötelnimpfung kann am gleichen Tage an einer anderen Körperstelle verabreicht werden.

Brunell, P. A. et al.: Parotitis in children who had previously recieved mumps vaccine. Pediatrics 50 (1972) 441

Schleich, P.: Mumpsimpfung im Adoleszenten- und Erwachsenenalter. Sozialpädiatrie 8 (1986) 52

Röteln

Frage *Nach neuesten Empfehlungen wird eine Rötelnimpfung schon im Kleinkindalter angeraten. Heißt das, daß junge Mädchen in der Pubertät nicht mehr geimpft zu werden brauchen?*

Antwort Nein, die Empfehlungen zur Gewinnung eines Rötelnschutzes konzentrieren sich auf folgende Gruppen, die geimpft werden sollen:

1. Alle Kleinkinder
2. Zusätzlich Mädchen vor der Geschlechtsreife
3. Frauen im gebärfähigen Alter ohne Rötelnschutz
   - vor einer geplanten Schwangerschaft
   - post partum, wenn der fehlende Rötelnschutz erst während einer Schwangerschaft festgestellt wurde.

Erklärung Das bis vor kurzem in der Bundesrepublik praktizierte Impfvorgehen, bevorzugt Mädchen in der Pubertät gegen Röteln zu impfen, hat bisher noch zu keiner nennenswerten Senkung der Rötelnembryopathierate geführt.

Auch heute sind noch 5,7 % der Schwangeren im süddeutschen Raum nicht gegen Röteln geschützt *(Enders)*, so daß etwa hundert geschädigte Kinder pro Jahr in der bisherigen Bundesrepublik geboren wurden *(Scheier)*. Die Zahl der Schwangerschaftsabbrüche aus dieser Indikation dürfte ungleich höher sein. Dabei ereignen sich etwa zwei Drittel der Fälle bei Multiparae, die sich an Kleinkindern anstecken *(Doerr)*. Eine Untersuchung in Niedersachsen ergab, daß hier 1984/85 noch jedes 4000. lebend geborene Kind intrauterin mit Röteln infiziert worden war *(Sander)*.

Es gilt deshalb, die Infektionsquelle durch Impfung der Kleinkinder zu beseitigen.

Darüber hinaus soll an der momentanen Impfpraxis, junge Mädchen noch im Schulalter zu impfen, weil sie hier noch relativ leicht erreichbar sind und der Impfschutz dann mit in das gebärfähige Alter hinübergeführt wird, nichts geändert werden. Hier sollte ganz gezielt Aufklärungsarbeit geleistet werden, um die Verantwortung für zukünftige Kinder deutlich zu machen und den heute noch mangelhaften Impfschutz der Erwachsenen wenigstens innerhalb der nächsten zehn Jahre zu verbessern.

Werden dann bei Untersuchungen im Erwachsenenalter noch Frauen ohne ausreichenden Rötelnschutz entdeckt, so muß vor oder nach einer Schwangerschaft bei diesen eine Rötelnimpfung erfolgen.

Wichtiger Hinweis Nach den heute gemachten Erfahrungen in der Bundesrepublik und in anderen Ländern *(Scheier)* wird man die Rötelnembryopathie nur beseitigen können, wenn man die Röteln ganz eliminiert und durch hohe Durchimpfungsraten diese Elimination erhält.

Der Impfkalender der DDR enthielt keine Impfung gegen Röteln im Kleinkindalter, und auch junge Mädchen sind nicht vollständig durchgeimpft. Hier sollten die Impflücken geschlossen werden.

Doerr, H. W.: Schutzimpfung gegen Röteln. In: Schutzimpfungen, hrsg. von *H. Spiess*. Med. Verlagsges. Marburg 1985

Enders, G. u. U. Nickerl: Rötelnimpfung: Antikörperpersistenz für 14–17 Jahre und Immunstatus von Frauen ohne und mit Impfanamnese. Immun. Infekt 16 (1988) 58

Sander, J.: Rötelnimmunität. Fragen aus der Praxis, DMW 112 (1987) 14

Scheier, R.: Zur Röteln-Schutzimpfung in der Bundesrepublik Deutschland. Sozialpädiatrie 7 (1985) 150

Röteln (Masern, Mumps)

Frage *Wenn die natürlichen Röteln eliminiert sind, reicht dann die Impfung im Kleinkindalter für einen Schutz bis ins gebärfähige Alter aus?*

Antwort Vermutlich. Es besteht aber kein Grund, notfalls die Rötelnimpfung – wie man das auch bei anderen Impfungen praktiziert – nach zehn Jahren aufzufrischen.

Erklärung Langzeitüberwachung des Schutzes nach Rötelnimpfung haben gezeigt, daß bei 90 % der Geimpften Antikörper gegen Röteln noch nach 15 Jahren *(ACIP)*, bzw. 14–17 Jahren *(Enders)*, in ausreichender Menge vorhanden sind. Der sehr langsame Abfall des Titers läßt vermuten, daß in vielen Fällen der Schutz lebenslang anhält.

Es besteht aber prinzipiell kein Grund, die Immunität z. B. in zehnjährigen Abständen nicht zu boostern, wie man dies ja auch nach Poliomyelitis-Impfung durchführt. Bei dem in der Bundesrepublik aktuellen Impfplan wird ja trotzdem allen Mädchen vor der Pubertät eine erneute Rötelnimpfung angeboten. Man wird entsprechend in regelmäßigen Abständen den Antikörperstatus bei Heranwachsenden und jungen Frauen überprüfen müssen, um zukünftig zielgerecht zu handeln.

Die unbegründete Furcht vor eventuellen Änderungen der Epidemiologie in zehn Jahren darf uns nicht hindern, heute etwa hundert Rötelnembryopathien jährlich (auf dem Gebiet der BRD 1985) und eine ungezählte Zahl von Schwangerschaftsunterbrechungen zu verhindern *(Scheier)*.

Wichtiger Hinweis Auch bei Masern/Mumps-Impfung im Kleinkindalter besteht nach heutigem Wissensstand ein lebenslanger Schutz.

ACIP-Recommendation of the Immunization Practices Advisory Committee: Rubella prevention. Morb. Mort. Wkly. Rep. 33 (1984) 301

Enders, G. u. U. Nickerl: Rötelnimpfung: Antikörperpersistenz für 14–17 Jahre und Immunstatus von Frauen ohne und mit Impfanamnese. Immun. Infekt. 16 (1988) 58

Scheier, R.: Zur Rötelnschutzimpfung in der Bundesrepublik Deutschland. Sozialpäd. 7 (1985) 150

Tuberkulose

Frage *Warum werden eigentlich bevorzugt Neugeborene gegen Tuberkulose geimpft? Kann ich die Impfung nicht auch bei Kleinkindern durchführen?*

Antwort Doch, die BCG-Impfung ist prinzipiell in jedem Alter möglich. Sie sollte aber bevorzugt bei Personen durchgeführt werden, die noch nie mit Mykobakterien Kontakt gehabt haben; dies sind mit Sicherheit die Neugeborenen.

Erklärung Die Tuberkuloseimpfung ist dann wirksam, wenn sie bei Personen durchgeführt wird, die bisher noch keine Auseinandersetzung mit anderen Mykobakterien durchgemacht haben *(Brit. med. Research Council)*. Je früher im Leben also geimpft wird, desto größer ist die Wirksamkeit der Impfung. Deshalb, und um die gefürchtete tuberkulöse Meningitis bei Kleinkindern zu verhindern, sollen vorwiegend die noch nicht immunen Neugeborenen geimpft werden *(WHO)*.
In Deutschland ist aber allmählich die Tuberkulose-Durchseuchung deutlich zurückgegangen. Obwohl besonders bei Risikokindern die Neugeborenen-Impfung bevorzugt werden sollte, kann im Einzelfall bei niedrigem Expositionsrisiko auch zur Impfung von Kindern geraten werden, die in den Kindergarten oder zur Schule kommen. Das Risiko einer Impfkomplikation ist dann verschwindend gering, speziell abszedierende Lymphadenitiden werden bei Kindern über drei Jahren nicht mehr beobachtet *(Quast)*.

Wichtiger Hinweis Bei älteren Kindern vorher die Tuberkulin-Testung nicht vergessen *(DZK)*!

Brit. med. Research Council: BCG and vole bacillus vaccines in the prevention of tuberculosis in adolescents. Brit. med. J. II (1959) 379
Deutsches Zentralkomitee zur Bekämpfung der Tuberkulose (DZK): Tuberkulindiagnostik. Dtsch. Ärzteblatt 85 (1988) 30
Quast, U.: Die BCG-Impfung im Wandel präventiver Strategien. Fortschr. Med. 100 (1982) 524
WHO-Study Group: BCG vaccination policies. Techn. Rep. Series 652 (1980) 10

Tuberkulose

Frage *Ein Säugling, der als Neugeborener mit BCG gegen Tuberkulose geimpft wurde, reagiert im Stempeltest drei Monate später negativ.*
Wie soll ich weiter vorgehen?

Antwort Austesten mit Tuberkulin im *Mendel-Mantoux* bis 100 IU. Wenn die Reaktion noch immer negativ ausfällt, nachimpfen.

Erklärung Stempeltests sind lediglich als Suchtest geeignet und nur bei positivem Ergebnis verwertbar. Auf jeder Spitze des Stempels kommen etwa fünf bis zehn Tuberkulin-Einheiten (International Units = IU) zur Wirkung.
Jedem negativen Stempeltest muß, soweit es sich nicht um eine Routineuntersuchung im Sinne eines Tuberkulin-Katasters handelt, zur Überprüfung der Immunitätslage ein *Mendel-Mantoux*-Test folgen. Um überschießende Reaktionen zu vermeiden, ist zunächst mit 10 IU und schließlich mit 100 IU nachzutesten *(DZK)*. Bei Testungen bis 100 IU werden noch eine Reihe Säuglinge positiv, die noch bei 10 IU negativ reagierten *(Lehmann)*. Liegt aber auch bei 100 IU immer noch eine negative Reaktion vor, muß man davon ausgehen, daß das Kind keinen im Tuberkulintest nachweisbaren Schutz entwickelt hat und sollte sicherheitshalber nachimpfen.

Wichtiger Hinweis Nota bene, beim Stempeltest bedeutet bereits eine tastbare Papel oder Induration ein positives Ergebnis!

Deutsches Zentralkomitee zur Bekämpfung der Tuberkulose (DZK): Tuberkulindiagnostik. Dtsch. Ärzteblatt 85 (1988) 30

Lehmann, H. G.: Untersuchungen mit einem BCG-Impfstoff. Dtsch. med. Wschr. 103 (1978) 430

Meningokokken

Frage *Aus einer kinderreichen Familie ist ein Kind mit Waterhouse-Friderichsen-Syndrom in die Klinik eingewiesen worden. Auch ein weiteres Kind hat bereits eine Pharyngitis.*
Soll ich die übrigen Familienmitglieder gegen Meningokokken impfen?

Antwort Nein, Prophylaktisch Rifampicin bei allen engen Kontaktpersonen.

Erklärung Neisseria meningitidis-Infektionen können völlig symptomlos, aber auch mit Pharyngitis oder mit septischen Erscheinungen und *Waterhouse-Friderichsen*-Syndrom einhergehen.
Die bei uns im allgemeinen endemischen Meningokokken gehören meist der Serogruppe B an *(Berger)*, für die bisher noch kein Impfstoff zur Verfügung steht. Eine Impfung mit dem Meningokokken-Impfstoff A + C, der hauptsächlich für tropische Länder bestimmt ist, wäre nur dann sinnvoll, wenn es sich um einen Keim dieser Gruppen handelt.
Unabhängig vom Ergebnis der Typisierung ist die Sanierung und Prophylaxe der Familie bzw. Kontaktpersonen mit Rifampicin möglich, auf das die Meningokokken meist prompt ansprechen und das dem Penicillin wegen seiner guten Speichelgängigkeit vorzuziehen ist *(Adam)*.

Wichtiger Hinweis Bei einer Epidemie mit Meningokokken A oder C, die sehr selten bei uns, aber relativ häufig in tropischen Ländern auftritt, ist die Unterbrechung der Infektionskette durch Impfung durchaus sinnvoll *(Idris)*.

Adam, D.: Meningokokkeninfektion, Prophylaxe. In: Pharmakotherapie im Kindesalter, hrsg. v. *P. Schweizer*. Hans Marseille Verlag, München 1988, S. 837

Berger, U.: Meningokokkenzentrale. Bundesgesundheitsblatt 21 (1978) 285

Idris, M. u. K. Zaruba: Control of epidemic meningococcal meningitis by mass vaccination. Lancet 80 (1981) II S. 80

Pertussis

Frage *Eine Mutter kommt und möchte ihr Kind im Rahmen der Routineimpfung gegen Pertussis impfen lassen.*
Das Kind ist neurologisch völlig unauffällig, war aber ein Frühgeborenes. Es handelt sich um das erste Kind in der Familie, die Mutter ist zu Hause und nicht berufstätig.
Soll ich nur gegen Diphtherie und Tetanus oder auch gegen Pertussis impfen?

Antwort Nur DT impfen!

Erklärung Neurologische Komplikationen nach Keuchhustenimpfung sind sehr selten. Die Häufigkeitsangaben bei bleibenden Schäden schwanken zwischen etwa 1 : 20 000 *(Ehrengut)* und 1 : 300 000 *(Miller)*. Dabei wurde festgestellt, daß mehr als die Hälfte der Zwischenfälle bei Impflingen auftraten, bei denen eine Kontraindikation zur Impfung bestand. Inzwischen mehren sich die Analysen, die den Kausalzusammenhang mit der Impfung kritisch hinterfragen, und der High Court von England hat im »Loveday-Prozeß« festgestellt, daß eine Hirnschädigung durch die Impfung nicht nachweisbar ist *(Bowie, Dyer, Griffith)*. Moderne Untersuchungsverfahren führen heute zu einer besseren Diagnostik der eigentlich zugrundeliegenden neurologischen Erkrankung *(Stehr)*.
Dennoch sind an die Indikation zur Pertussis-Impfung besonders strenge Maßstäbe zu setzen. Bei einem Kind, das zu Hause von der nicht berufstätigen Mutter betreut wird und das auch noch keine Geschwister hat, welche die Pertussiserkrankung nach Hause tragen können, ist die Indikation zur Impfung als sehr gering anzusehen.
Berücksichtigt man dabei, daß auch die in Deutschland gültigen Empfehlungen Vorsicht bei der Impfung von Frühgeborenen anraten *(Bundesgesundheitsamt)*, wird man in diesem Fall von der Impfung gegen Keuchhusten absehen.

Wichtiger Hinweis Bei einem Kind, das eine Krippe besucht, sollte nach gründlicher neurologischer Untersuchung und Aufklärung der Eltern ein inzwischen altersgerecht entwickeltes Frühgeborenes allerdings geimpft werden.

Bowie, C.: Lessons from the pertussis vaccine court trial. Lancet 335 (1990) 397

Bundesgesundheitsamt: Merkblatt 32: Keuchhustenschutzimpfung. Bundesgesundheitsblatt 27 (1984) 129

Dyer, C.: Judge »not satisfied« that whooping cough vaccine causes permanent brain damage. Brit. med. J. 296 (1988) 1189

Ehrengut, W.: Die parenterale Pertussis-Schutzimpfung: Schaden-Nutzen-Relation. Mschr. Kinderheilk. 129 (1981) 67

Griffith, A. H.: Permanent brain damage and pertussis vaccination: Is the end of the saga in sight? Vaccine 7 (1989) 199

Miller, D. L. et al.: Pertussis immunization and serious acute neurological illness in children. Brit. med. J. 282 (1981) 1595

Stehr, K. u. Meyer, E.: Zur Frage der Häufigkeit von schweren Impfkomplikationen nach Pertussisimpfung. Ergebnis einer prospektiven Studie (1983–1989). Vortr. zum Jahrestag. Österr. Ges. f. Kinder- und Jugendhk. Bad Gastein 1989

Routineimpfungen

Frage *Wegen verschiedener, harmloser Infekte kann ich oft den Impfplan bei meinen kleinen Patienten nicht einhalten. Muß ich mich ganz streng danach richten oder sind ausnahmsweise auch längere Intervalle zwischen den einzelnen Kinderimpfungen (spez. Diphtherie, Pertussis, Tetanus) möglich?*

Antwort Achten Sie darauf, daß die notwendigen Impfungen etwa innerhalb von zwei Jahren durchgeführt werden. Zählen Sie dafür die erfolgten Impfungen und ergänzen Sie die noch fehlenden. Achtung: Die Zeitabstände zwischen Impfungen von vier bis sechs Wochen sollten nicht *unter*schritten werden.

Erklärung Die von verschiedenen Impfkommissionen erarbeiteten Impfpläne stellen das Optimum dar, wie man in vergleichbar kurzer Zeit einen möglichst hohen Impfschutz erhalten kann. Sie berücksichtigen bei uns auch die Möglichkeit, mehrere Impfungen zu kombinieren (z. B. erste und dritte DT- mit erster und zweiter Polio-Impfung).

Neueste Untersuchungen haben aber gezeigt, daß auch bei hiervon abweichenden Impfungen das immunologische Gedächtnis erhalten bleibt und spätere Impfungen dann zu einem ausreichenden Booster führen *(Wkly. Epidem. Rec., Downham)*. Die bei uns heute gültigen Empfehlungen, insbesondere zur Diphtherie- und Tetanus-Impfung, lauten daher, daß eine Begrenzung der Höchstabstände nicht nötig ist *(STIKO)*. Es muß jedoch betont werden, daß ein ausreichender Schutz die volle Zahl der zur Grundimmunisierung vorgesehenen Impfstoffgaben voraussetzt.

Wichtiger Hinweis In der Bundesrepublik Deutschland werden keine Pertussisimpfungen jenseits des vollendeten zweiten Lebensjahres mehr durchgeführt. Falls erst zwei DPT-Impfungen erfolgt sind, darf die Auffrischungsimpfung dann nur mit DT-Impfstoff erfolgen.

Auch bei atypischen Impfintervallen einer Grundimmunisierung gegen Diphtherie-Tetanus ist der letztendlich erreichte Impfschutz nicht beeinträchtigt. Aber in der Zwischenzeit besteht kein ausreichender Schutz, was speziell bei Verletzungen beachtet werden muß.

Downham, M. A. P. S.: Immunizations. Brit. med. J. 1 (1976) 1063
Ständige Impfkommission des Bundesgesundheitsamtes (STIKO): Arbeitsergebnisse der 22. Sitzung. Bundesgesundhbl. 29 (1986) 95
Wkly. Epidem. Rec.: Intervals between successive doses of killed vaccines: the resistence of immunological memory and implications for the expanded programme on immunization. Wkly. Epidem. Rec. 50 (1979) 388

Routineimpfungen

Frage *Wie lange muß ich nach einem Infekt warten, bis ich die geplanten Routineimpfungen entsprechend Impfkalender bei meinem kleinen Patienten weiterführen kann?*

Antwort Bei harmlosen Infekten etwa 14 Tage nach dem Abklingen der letzten Symptome, bei schweren Infektionskrankheiten länger. Impfungen mit inaktivierten Impfstoffen sind eher möglich als solche mit attenuierten Keimen.

Erklärung Die Entscheidung, wann die Rekonvaleszenz nach einem Infekt beendet ist, d. h. der Impfling seine eventuell durch den Infekt deprimierte Immunabwehr wieder völlig im Gleichgewicht hat, ist nicht immer leicht. Prinzipiell sollte man bei Impfungen mit vermehrungsfähigen Erregern mehr Vorsicht walten lassen als bei solchen mit Totimpfstoffen, da dabei die Immunabwahr stärker gefordert wird. Andererseits werden notgedrungen in Entwicklungsländern sogar leicht erkrankte Kinder geimpft, weil zu anderen Zeiten die Kinder oft nicht zu erreichen sind *(Global Advisory Group)*. Dabei werden Nebenreaktionen z. B. nach der DPT- und Polio-Impfung nicht häufiger beobachtet als bei gesunden Impflingen *(Wkly. Epid. Rec.)*.

In unseren gesundheitlich bestversorgten Ländern sind Impfungen bei erkrankten Kindern nicht erforderlich. Alle Impffachleute empfehlen deshalb, zunächst die Rekonvaleszenz abzuwarten, die man bei harmlosen respiratorischen Infekten etwa mit 14 Tagen nach Verschwinden der letzten Symptome ansetzen kann. Außerdem gibt es offenbar Infektionskrankheiten, die das Immunsystem besonders beeinträchtigen. Hierzu gehören toxischer Scharlach, schwere Influenza, toxische Dyspepsien sowie *Epstein-Barr*-Virus-Erkrankungen *(Stickl)*. Auch die Masern-Erkrankung kann zu einer so nachhaltigen Suppression der zellulären Immunabwehr führen, daß sogar vorangegangene Impfungen hiervon noch negativ beeinflußt werden *(Stickl)*. Man tut also gut daran, nach derartigen Infektionen ein relativ großes Intervall bis zu darauffolgenden Impfungen einzuschalten, mindestens vier, besser acht Wochen. Die Richtlinien zur Schutzimpfung gegen Kinderlähmung empfehlen einen Abstand von vier Wochen nach einem fieberhaften Infekt bis zur Poliomyelitisimpfung einzuhalten *(DVV)*.

Wichtiger Hinweis Bei Impfungen nach Exposition (Tetanus, Tollwut) ist selbstverständlich kein Abstand zu halten.

Deutsche Vereinigung zur Bekämpfung der Viruskrankheiten e.V. (DVV): Schutzimpfung gegen Kinderlähmung. Ärztemerkblatt 1989/90

Global Advisory Group: Expanded programme on immunization. Wkly. Epid. Rec. 58 (1980) 13

Stickl, H.: Interferenz von Infektionskrankheiten. Münch. med. Wschr. 113 (1970) 1360

Stickl, H. u. F. Schmid: Impfprobleme – Problemimpfungen. Deutscher Ärzteverlag, Köln 1975, S. 124

Wkly Epid. Rec.: Expanded programme on immunization: Immunization of sick children. Wkly Epid. Rec. 40 (1983) 309

Kinderimpfungen im Zusammenhang mit schweren Erkrankungen

Poliomyelitis

Frage *Kann man ein Kind mit Zerebralschaden, Epilepsie oder Meningitis in der Anamnese gegen Kinderlähmung impfen?*

Antwort Ja, am besten zunächst mindestens zweimal Totimpfstoff und anschließend dreimal Lebendimpfstoff.

Erklärung In der bisherigen Bundesrepublik Deutschland liegt die Rate der Personen, die über einen Schutz gegen alle drei Typen des Poliomyelitis-Virus verfügen, im unteren Bereich dessen, was zur Aufrechterhaltung einer Herdimmunität erforderlich ist *(Doerr)*. Damit sind zumindest örtliche Poliomyelitis-Ausbrüche jederzeit möglich.

In den Richtlinien der *Deutschen Vereinigung zur Bekämpfung der Viruskrankheiten e. V.* heißt es, die Schluckimpfung »sollte auch ... Kranken mit epileptischen Anfällen und anderen zerebralen Schäden nicht vorenthalten werden«. Dem ist eigentlich nichts hinzuzufügen. In EEG-Kontrollen nach Polio-Impfung wurden keine Veränderungen gefunden *(Kasper)*. In der bisherigen DDR mit der hohen Durchimpfungsrate von ca. 90% wurde die Schluckimpfung uneingeschränkt empfohlen *(Kirsten)*. Dennoch hat *Ehrengut* durch seine Beobachtung von Infektkrämpfen nach Schluckimpfung die Aufmerksamkeit auf mögliche Komplikationen der Lebendimpfung gelenkt.

Diese Beobachtung ist nach wie vor heftig umstritten. Trotzdem kann man in besonders gravierenden Fällen die Schluckimpfung bis in das dritte Lebensjahr verschieben, in dem das Gehirn weitgehend ausgereift ist *(Sitzmann)*. Es wäre aber wahrscheinlich zweckmäßig, die ersten zwei Lebensjahre zu nützen und dem Kind eine Grundimmunisierung mit Totimpfstoff *(Salk)* zukommen zu lassen. Da dieser Schutz allerdings nur wenige Jahre anhält, sollte unbedingt die Lebendimpfung nachgeholt werden, die dann unter dem noch vorhandenen Immunschutz wahrscheinlich gut vertragen wird.

Wichtiger Hinweis Eine gewisse Zurückhaltung ist bei Kindern mit Chromosomenanomalie am Platze.

Deutsche Vereinigung zur Bekämpfung der Viruskrankheiten e. V. (DVV): Richtlinien: Schutzimpfungen gegen Kinderlähmung. Ärztemerkblatt (1989/90)

Doerr, H. W.: Untersuchungen zur Immunitätslage gegen Poliomyelitis in Deutschland. Dtsch. med. Wschr. 104 (1979) 1065

Ehrengut, W. u. J. Ehrengut-Lange: Über konvulsive Reaktionen nach Polioschluckimpfung. Klin. Pädiat. 191 (1979) 261

Kasper, J. M. et al.: Über den Wert von EEG-Untersuchungen im Zusammenhang mit Schutzimpfungen. Z. ärztl. Fortbild. 72 (1978) 457

Kirsten, G.: Zum Problem der Schutzimpfungen bei ZNS-Kontraindikationen im Kindesalter, 1. Mitt. Dtsch. Gesundh.-Wes. 33 (1978) 1091

Sitzmann, F. C.: Masern- und Poliolebend-Impfungen bei vorgeschädigten Kindern. Mschr. Kinderheilk. 129 (1981) 69

Sitzmann, F. C.: Problemkinder werden so geimpft. Med. Trib. 50 (1979) 19

Masern

Frage *Soll in der Bundesrepublik Deutschland eine Masern-Impfung bei einem Kind mit zerebralem Anfallsleiden durchgeführt werden?*

Antwort Ja, dabei gute medikamentöse Einstellung und eventuell prophylaktische Antipyretika-Gaben.

Erklärung Es besteht heute kein Zweifel an der Erkenntnis, daß die Masern-Erkrankung in über 50 % auch bei »unkompliziertem« Verlauf mit Veränderungen im EEG einhergeht *(Shaw, Müller, Gmyrek)*.

Wenngleich die heute im Handel befindlichen Impfstämme gegenüber den anfangs verwendeten noch verbessert und verträglicher gemacht wurden, so kann auch die Impfung mit attenuiertem Masern-Virus gelegentlich zu EEG-Veränderungen oder (Fieber-)Krämpfen führen – allerdings in viel geringerem Maße als die Wildmasern *(Allerdist, Dittmann, Landrigan)*.

Es muß dabei bedacht werden, daß die Masern einen Kontagionsindex von 99 % haben *(Jawetz)*, d. h. bei Kontakt eines Nicht-Immunen mit Masern-Viren ist mit nahezu an Sicherheit grenzender Wahrscheinlichkeit mit einer Erkrankung zu rechnen. Die Durchimpfungsrate bei Masern wird in der bisherigen Bundesrepublik nur auf 60–70 % geschätzt. Dies bedeutet, daß heutzutage noch alle nicht geimpften Kinder an Masern erkranken.

Die Gefährdung durch Wildmasern bei einem Kind mit Krampfleiden sowie die ungünstige Beeinflussung durch deren Komplikationen ist also ungleich höher als die durch die Impfung mit abgeschwächten Erregern.

Dementsprechend ist auch in kleineren Studien keine Verschlimmerung bei zerebralgeschädigten Kindern beobachtet worden *(Schnäkel)*, so daß gerade Ärzte mit großer Erfahrung bei der Behandlung von Krampfleiden diese Impfung bei ihren Patienten immer befürwortet haben *(Sitzmann, Vivell)*.

Etwas anders sieht die Situation in Staaten mit Masern-Pflichtimpfung, wie bisher in der DDR, aus: Bei einer Durchimpfungsrate von etwa 95 % und damit einem Ansteckungsschutz auch für Nicht-Immune können Kinder mit einfachen Fieberkrämpfen in der Anamnese für begrenzte Zeit von der Impfung zurückgestellt werden, während Kinder mit Krampfleiden oder Enzephalitis-Anamnese von der Impfung völlig befreit werden. Diese Entscheidung muß jedoch durch die Aufhebung der Pflichtimpfung im ehemaligen DDR-Gebiet im Einzelfall überdacht werden.

Wichtiger Hinweis Während der ersten zehn Tage nach der Impfung sollte die medikamentöse Einstellung besonders gut überwacht werden. Darüber hinaus ist eine prophylaktische Gabe von Antipyretika zu erwägen.

Allerdist, H.: Über zentralnervöse Komplikationen nach Masernschutzimpfung. Mschr. Kinderheilk. 127 (1979) 23

Dittmann, S.: Atypische Verläufe nach Schutzimpfungen. Beitr. Hyg. Epidem. 25 (1981) 89

Gmyrek, D.: Elektroenzephalographische und Liquor-Untersuchungen bei unkomplizierten Masern. Z. Kinderheilk. 93 (1965) 197

Hänninen, P. et al.: Involvement of central nervous system in acute, uncomplicated measles virus infection. J. clin. Microbiol. 11 (1980) 610

Jawetz, E. et al.: Medizinische Mikrobiologie. Springer 1980

Landrigan, P. J. et al.: Neurological disorder following live measles virus vaccination. JAMA 223 (1973) 1459

Müller, K. et al.: Masern-Schutzimpfung und EEG. Z. Kinderheilk. 96 (1966) 172

Shaw, E. et al.: Electroencephalopathy in natural and attenuated measles. Amer. J. Dis. Child. 103 (1962) 395

Sitzmann, F. C.: Masern- und Polio-lebend-Impfungen bei vorgeschädigten Kindern. Mschr. Kinderheilk. 129 (1981) 69

Vivell, O.: Masern-Schutzimpfung – welche Kontraindikationen? Dtsch. Gesundh.-Wes. 33 (1978) 858

Vivell, O.: Masern-Mumps-Impfung: Pro und Contra. Therapiewoche 31 (1981) 4641

Masern (Mumps, Röteln)

Frage *Ist eine Masern-Impfung nach im Kleinkindalter durchgemachtem Lyell-Syndrom möglich?*

Antwort Ja, wenn die Erkrankung tatsächlich in der frühen Kindheit auftrat und keine Antibiotika-Allergie besteht.

Erklärung Das *Lyell*-Syndrom ist eine akute allergische oder toxische Epidermolyse. Nach *Meisel* ist diese Nekrolyse beim Säugling und Kleinkind (Dermatitis exfoliativa neonatorum nach *Ritter v. Rittershain)* eine Reaktion auf die Toxine von Staph. aureus, Phagengruppe II, während das *Lyell*-Syndrom des älteren Kindes und Erwachsenen meist eine allergische Reaktion auf Medikamente (Sulfonamide, Pyrazolon-Derivate, Barbiturate, Antibiotika, Allopurinol u. a.) darstellt *(Menzel, Happel, Arzneimittelkommission)*. Viren werden als auslösende Ursache heute nicht mehr diskutiert.

Von der Erregerseite her besteht also keine Kontraindikation zur Impfung. Allerdings enthält der Masern-Impfstoff noch in Spuren Antibiotika, meist Neomycin.

Zur Entscheidung, ob Kinder nach durchgemachtem *Lyell*-Syndrom geimpft werden können, ist also folgendes Wissen erforderlich:

1. Wie alt war das Kind bei der Erkrankung?
2. Wurde Staph. aureus im Abstrich nachgewiesen?
3. Besteht eine Antibiotika-Allergie?

Wenn das Kind sich bei der Erkrankung noch im Säuglingsalter befand, wenn möglicherweise sogar Staph. aureus angezüchtet wurde und wenn kein Verdacht auf eine Neomycin-Allergie (oder Framycetin, Kanamycin als Kreuzallergene) besteht, ist gegen die Masern-Impfung nichts einzuwenden.

Bei einem älteren Kind läßt sich vielleicht eine unnötige Impfung überhaupt vermeiden – man kann den Antikörpertiter kontrollieren, um festzustellen, ob das Kind nicht früher bereits Masern durchgemacht hat.

Wichtiger Hinweis Um die vielleicht doch bestehende Allergiebereitschaft nicht unnötig zu stimulieren, ist zu erwägen, ob nicht sofort eine kombinierte Masern-Mumps-Röteln-Impfung durchgeführt werden sollte, da hierbei Neomycin nur ein Mal appliziert und gleichzeitig gegen drei Erkrankungen geimpft wird.

Arzneimittelkommission der Deutschen Ärzteschaft: Die toxische Epidermolyse (»*Lyell*-Syndrom«). Dtsch. Ärztebl. 81 (1984) 33

Happle, R.: Nicht-infektiöse Exantheme. In: Pädiatrie in Praxis und Klinik, hrsg. von *K. D. Bachmann et al.* Fischer u. Thieme Bd. III: (1980) 21.70

Mengel, W. N.: Hauterkrankungen der Neugeborenen und jungen Säuglinge. In: Pädiatrie in Praxis und Klinik, hrsg. von *K. D. Bachmann et al.* Fischer u. Thieme Bd. III: (1980) 21.60

Menzel, K.: Das *Lyell*-Syndrom. Dtsch. Ärztebl. 78 (1981) 1591

Masern (Mumps, Röteln)

Frage *Ist eine Masern-Impfung bei einem Kind, das eine virale Meningitis in der Anamnese aufweist, möglich?*

Antwort Ja, vorausgesetzt, das Kind hat keinen Immunmangel.

Erklärung Prinzipiell stellen die Masern mit einem Kontagionsindex von 99 % *(Jawetz)* und damit bei unserer heutigen Epidemiologie einer praktisch sicheren Erkrankung bei Kontakt mit Masern-Virus ein Risiko dar, das man unbedingt vermeiden sollte. Über einen begrenzten Zeitraum, beispielsweise die drei Jahre, die der Virusmeningitis folgen, läßt sich eine Infektion möglicherweise durch frühzeitige Immunglobulin-Gabe verhindern. Aber selbst in der ehemaligen DDR, wo durch Pflichtimpfung etwa 95 % aller Kinder geschützt waren und damit das Risiko der Infektion ungleich geringer war, wurde zwei Jahre nach ausgeheilter Meningitis eine Masern-Impfung durchgeführt.

Die Empfehlung *Sitzmanns* ist überzeugend, Kindern mit zerebralen Vorschäden erst nach weitgehender Ausreifung des Gehirns – also nach dem dritten Lebensjahr – mit Lebendimpfstoffen zu impfen.

In einer Leseranfrage wird entsprechend auch die Masern-Impfung drei Jahre nach Virusmeningitis bei einem zwölfjährigen Mädchen bejaht *(Vivell)*. Auch beim Hersteller gibt es keine Hinweise, daß die Impfung bei vorangegangener Meningitis schlechter vertragen wird, obwohl die Anzahl der tatsächlich durchgeführten Impfungen bei solchen Kindern nicht bekannt ist.

Wenn es sich bereits um ältere Kinder handelt, ist es allerdings zweckmäßig, durch eine Antikörper-Bestimmung aus dem Serum zunächst festzustellen, ob nicht bereits eine Masern-Immunität besteht. Hierzu sollte ein hochempfindlicher Test, z. B. ein ELISA, benutzt werden.

Auch sollte durch Befragung zur Anamnese und eventueller Überprüfung des Immunstatus ermittelt werden, ob nicht ein Immunmangel besteht, der ursächlich zur Meningitis führte und jetzt eine Kontraindikation für eine Lebendimpfung darstellen würde. In diesem Falle ist eine Masernimpfung unter Immunglobulin-Schutz zu erwägen, da die Wildmasern sicher als größeres Risiko gegenüber einer Impfung anzusehen sind. (Normales Gammaglobulin ca. sechs Tage nach der Impfung, drei Monate später Titerkontrolle!)

Wichtiger Hinweis Die gleichen Überlegungen gelten für Mumps- und Röteln-Impfung, wobei allerdings bei Mumps der Kontagionsindex der Erkrankung nicht so hoch wie bei Masern und die Erkrankung an Röteln im Kindesalter nicht allzu gravierend ist, so daß mit beiden Impfungen gegebenenfalls länger gewartet werden kann.

Jawetz, E. et al.: Medizinische Mikrobiologie. Springer 1980

Sitzmann, F. C.: Masern- und Polio-lebend-Impfungen bei vorgeschädigten Kindern. Mschr. Kinderheilk. 129 (1981) 69

Vivell, O.: Masern-Schutzimpfung – welche Kontraindikationen? Dtsch. Gesundh.-Wes. 33 (1978) 858

Routineimpfungen

Frage *Wie impfe ich ein Kind mit Hypogammaglobulinämie?*

Antwort Erlaubt sind alle Totimpfstoffe (z. B. Diphtherie, Tetanus, H. influenzae B, Poliomyelitis *Salk*, Grippe, Hepatitis B). Nur nach genauer Abklärung der Ursache der Hypogammaglobulinämie: Masern-, Mumps-, Röteln-Impfung. Streng kontraindiziert: Tuberkuloseimpfung oder Impfung mit Poliomyelitis-Lebendimpfstoff.

Erklärung Bei einem Kind mit anhaltender Hypogammaglobulinämie muß zunächst eine genaue Diagnose der Ursache dieses Symptoms erbracht werden, und zwar am besten in einem mit derartigen Untersuchungen vertrauten Labor. Neben einer im Kleinkindalter meist transitorischen Hypogammaglobulinämie kommt, pauschal gesprochen, ein B-Zell- oder ein zusätzlicher T-Zell-Defekt in Frage. Je nach Diagnose ist dann folgendes Vorgehen möglich *(Enders)*:
Alle Totimpfstoffe können prinzipiell appliziert werden. Eine Gefährdung des Kindes ist hierdurch nicht gegeben. Die Kontrolle der Wirksamkeit beziehungsweise der ausreichenden Immunantwort läßt sich am einfachsten im Tetanus-Antitoxin-Titer erbringen. Bei niedrigen Titern sollte hierbei für alle Totimpfungen ein zusätzlicher Booster nach sechs bis zwölf Monaten erwogen werden. Bei hohem Tetanus-Antitoxin-Titer ist wahrscheinlich auch die Konversion auf andere Totimpfstoffe gut. Auch gegen Poliomyelitis impft man mit Totimpfstoff nach *Salk*.
Hat das Kind lediglich eine Hypogammaglobulinämie und keinen T-Zell-Defekt, so sind Impfungen gegen Masern, Mumps und Röteln erlaubt, da selbst die natürliche Erkrankung mit diesen Viren bei Kindern mit Agammaglobulinämie gut überstanden wird und mit Entstehung einer zellulären Immunität gerechnet werden kann *(Root)*. Aus Sicherheitsgründen wäre aber eine Impfung bei totaler Agammaglobulinämie besser zu vermeiden.
Streng kontraindiziert sind bei jedem anhaltenden Immundefekt die Schluckimpfung mit attenuiertem Poliomyelitis-Impfstoff und die BCG-Impfung, die zu letalen Folgen führen können *(Davis, Genin)*.
Bei transitorischer Hypogammaglobulinämie kann man die Lebendimpfungen aufschieben, bis die Normalisierung der Immunglobuline eingetreten ist.

Wichtiger Hinweis Die obigen Überlegungen gelten auch für Impfungen, die nur unter besonderen Bedingungen appliziert werden müssen: Alle Totimpfstoffe sind erlaubt (FSME, Cholera, Meningokokken etc.). Keine bakteriellen Lebendimpfstoffe (z. B. oraler Typhusimpfstoff).

Bei geplanter Masern-, Mumps- oder Röteln-Impfung ausreichenden Abstand, d. h. mindestens drei Monate, zu eventueller vorheriger Gammaglobulintherapie einhalten oder mindestens den Impferfolg später überprüfen.

Davis, L. E.: Chronic progressive poliomyelitis secondary to vaccination of immunodeficient child. New Engl. J. Med. 297 (1977) 241

Enders, G.: Soll ich gegen Masern impfen? Med. Trib. 35 (1982)

Genin, C. et al.: BCGite généralisée dans un déficit immunitaire mixte et grave. Arch. Franç. Ped. 34 (1977) 639

Root, R. K.: Humoral immunity and complement. In: Principles and practice of infections diseases, hrsg. von *Mandell, Douglas, Bennet*, John Wiley and Sons, New York/London 1979

Routineimpfungen

Frage *Mein kleiner Patient von drei Monaten ist HIV-positiv, jedoch klinisch gesund. Es stellt sich jetzt die Frage der Routineimpfungen. Wie soll ich vorgehen?*

Antwort Bei inapparenter Infektion alle Routineimpfungen, aber: Keine Polio-Lebend-Impfung, statt dessen inaktivierten Polioimpfstoff *(Salk)*.
Keine BCG-Impfung!

Erklärung Sofern keine positive Virusanzüchtung erfolgt ist, kann erst im Alter von ca. einem Jahr endgültig festgestellt werden, ob der kleine Patient tatsächlich infiziert ist oder nur passiv HIV-Antikörper von der Mutter übertragen bekommen hat. Im letzteren Fall fällt die Entscheidung zu den im zweiten Lebensjahr fälligen Impfungen leichter.
Aber auch bei symptomlosen infizierten Kindern wurden bisher die Diphtherie- und Tetanusimpfung, aber auch die Masern-/Mumps- und Rötelnimpfung gut vertragen.
Die Kontraindikation zur BCG-Impfung besteht, weil hier Einzelfälle mit schwerer BCG-Streuung bei HIV-positiven Kindern gesehen wurden. Diese Kontraindikation besteht übrigens bei asymptomatisch HIV-Infizierten in Ländern mit hoher Inzidenz an Tuberkulose nicht *(Wkly. Epid. Rec.)*.
Die Vermeidung der Impfung mit Poliomyelitis-Schluckimpfstoff erfolgt hauptsächlich aus mütterlicher Indikation, weil die Gefahr einer Übertragung des während längerer Zeit mit dem kindlichen Stuhl ausgeschiedenen Impfvirus auf die Mutter und damit hier einer Impfkontakt-Poliomyelitis-Erkrankung doch relativ groß ist.
Die *DVV* hat ihre Empfehlungen zur Impfung solcher Kinder sehr klar definiert:

- »DT-Impfung: Kann entsprechend Impfkalender durchgeführt werden. (Dies ist sicher auch für die H.-influenzae-B-Impfung gültig.)
- Polio-Impfung: Verabreichung von inaktiviertem Polioimpfstoff.
- Mumps-, Masern-, Rötelnimpfung: Kann entsprechend Impfkalender durchgeführt werden.
- BCG-Impfung: kontraindiziert.
- Pertussis-Impfung: Gleiche Indikationen und Kontraindikationen wie bei Nicht-Infizierten.
- Hepatitis-B-Impfung: Gleiche Indikationen und Kontraindikationen wie bei Nicht-Infizierten.
- Influenza-Impfung: Gleiche Indikationen und Kontraindikationen wie bei Nicht-Infizierten.«

Auch bei indizierter Tollwut- oder FSME-Impfung besteht keine Kontraindikation.
Reiseimpfungen stehen hoffentlich bei solchen Kindern überhaupt nicht zur Diskussion.

Wichtiger Hinweis Es ist zweckmäßig, den Impfplan mit einer auf diesem Gebiet erfahrenen Klinik abzusprechen.

Deutsche Vereinigung zur Bekämpfung der Viruskrankheiten e.V. (DVV): Durchführung der Schutzimpfungen nach dem »Impfkalender für Kinder« der STIKO bei HIV-Infizierten und AIDS-kranken. Virusreport 1987

Wkly. Epid. Rec.: Expanded programme on immunization (EPI). 62 (1987) 53

Routineimpfungen

Frage *Ich habe einen kleinen Patienten, der AIDS hat. Wie soll er geimpft werden?*

Antwort Nur mit Tot- bzw. Toxoidimpfstoffen.
Sprechen Sie möglichst jeden Impftermin mit dem das Kind betreuenden AIDS-Zentrum ab. Bestimmen Sie nach der vollständigen Impfung sicherheitshalber die Antikörpertiter, um über den aktuellen Impfschutz Bescheid zu wissen.
Wenden Sie zur Vermeidung von Infektionen großzügig und frühzeitig Gammaglobulin an.

Erklärung Wie schon auf den vorherigen Seiten erwähnt, kann es bei Kindern mit schweren Immundefekten zur ungezielten Ausbreitung der Impfkeime und damit zu schweren Impfkomplikationen kommen. Deshalb müssen Lebendimpfstoffe, z. B. gegen Masern, Mumps, Röteln, insbesondere aber gegen Poliomyelitis und Tuberkulose, dringend vermieden werden. In Ländern mit anderer epidemiologischer Situation und Gefährdung (EPI-Ländern) spricht die WHO jedoch weniger restriktive Empfehlungen aus *(Wkly. Epid. Rec.)*.
Impfungen mit Totimpfstoffen können erfolgen, d. h. es sollten Diphtherie-, Tetanus- und H.-influenzae-B-Impfung durchgeführt werden, außerdem bei Indikationen Hepatitis-B-Impfung, Influenza-Impfung.
Andere Impfungen werden bei diesen Kindern nicht in Frage kommen. Die Pertussis-Impfung sollte nicht erfolgen, da diese Kinder sicher eine Prädestination zu neurologischen Komplikationen besitzen, weil bei fast allen bereits ein Befall des ZNS durch das HIV besteht.
Inzwischen wird bei vielen HIV-infizierten Kindern bereits prophylaktisch routinemäßig Immunglobulin angewandt *(Kreuz)*. Falls eine derartige Behandlung bei Ihrem kleinen Patienten noch nicht vorgenommen wird, ist zumindest im Falle von möglichen Expositionen, je nach Erreger, normales oder Hyperimmunglobulin erforderlich.
Da alle Personen mit Immundefekten, insbesondere aber auch HIV-Infizierte, mit einer schwächeren Antikörperbildung auf Impfungen reagieren *(Nelson)*, ist es wichtig, die Konversion auf die durchgeführten Impfungen durch Titerbestimmung zu kontrollieren. Eine zusätzliche Impfung zur normalen Grundimmunisierung kann im Einzelfall erwogen werden.
Die hier angestellten Überlegungen gelten sicher nicht nur für das HIV1-Virus, sondern auch für das – bei uns noch sehr seltene – HIV2-Virus.

Wichtiger Hinweis Sprechen Sie das genaue Vorgehen mit dem das Kind betreuenden AIDS-Zentrum ab.

Kreuz, W. et al.: HIV-Infektionen im Kindesalter. Sozialpädiatrie 9 (1987) 600

Nelson, K. E. et al.: The Influence of Human Deficiency Virus (HIV) Infection on Antibody Response to Influenza Vaccines. Ann. Int. Med. (1988) 383

Ständige Impfkommission des Bundesgesundheitsamtes (STIKO): Durchführung der Schutzimpfungen nach den »Impfempfehlungen« der STIKO bei HIV-Infizierten und AIDS-Kranken. Bundesgesundhbl. 10 (1988) 415

Wkly. Epid. Rec.: Expanded programme on immunization (EPI). 62 (1987) 53

Routineimpfungen

Frage *Ich habe einen kleinen Patienten, der eine Knochenmarkübertragung erhalten hat. Kann ich ihn impfen und wenn ja, mit welchen Impfstoffen?*

Antwort Zwei Jahre nach erfolgreicher Knochenmarktransplantation können Sie ein Kind, das nicht mehr unter Immunsuppressiva steht und keine Zeichen einer Abstoßungskrise zeigt, beginnen zu impfen:
Zunächst mit Totimpfstoffen: Diphtherie/Tetanus/H. influenzae B und Poliomyelitis *(Salk)*.
Später auch Masern, Mumps und Röteln, keine BCG-Impfung.

Erklärung Mit zunehmend erfolgreicher Knochenmarktransplantation wachsen inzwischen Kinder heran, die vor den wichtigen Infektionskrankheiten so weit wie möglich geschützt werden müssen.
In einer kontrollierten schwedischen Studie *(Ljungman)* wurden solche Kinder inzwischen erfolgreich gegen Masern, Röteln und Mumps geimpft. Die Kinder befanden sich mindestens zwei Jahre nach der letzten akuten Graft-versus-host-Reaktion und erhielten keine immunsuppressive Therapie. Es traten keine relevanten Nebenwirkungen auf. Die Serokonversion lag jedoch etwas niedriger als bei der Vergleichsgruppe gesunder Kinder. Auch waren nur etwa Dreiviertel der Kinder geschützt.
Sie sollten also nach der Impfung eine Titerkontrolle zur Überprüfung des Impferfolges veranlassen.
Auch gegen Impfungen mit Totimpfstoff besteht meines Erachtens bei derartigen Patienten keine Kontraindikation, sofern sie wie die obigen Kinder keiner immunsuppressiven Therapie und keiner akuten Gvh-Reaktion unterliegen. Es erscheint sogar sinnvoll, mit diesen Impfungen zu beginnen und hier zunächst die Reaktion abzuwarten, ehe weitere Lebendimpfungen erfolgen. Auch hier: Titerkontrolle!
Die BCG-Impfung sollte in keinem Fall durchgeführt werden!

Wichtiger Hinweis Sie sollten sich über den Zeitpunkt und die Impfindikation unbedingt mit dem das Kind betreuenden Zentrum absprechen. Man kann dann auch Art und Zeitpunkt eventueller Kontrollen nach der Impfung diskutieren.

Ljungman, P. et al.: Efficacy and Safety of Vaccination of Marrow Transplant Recipients with a Life Attenuated Measles, Mumps and, Rubella Vaccine. J. Infect. Dis. 159 (1989) 610

Routineimpfungen

Frage *Ich habe einen 17jährigen Jungen mit Zustand nach Rötelnembryopathie, der bisher noch nie gegen Poliomyelitis geimpft wurde. Da er jetzt in ein Internat für Hörgeschädigte aufgenommen wird, besteht erhöhte Ansteckungsgefahr. Kann ich ihn impfen?*

Antwort Ja, er sollte alle Kinderimpfungen erhalten, sofern bei ihm kein Anhalt für einen Immundefekt besteht.

Erklärung Es gibt keine Hinweise, daß Kinder mit Rötelnembryopathie häufiger Immundefekte haben als andere Kinder. Deshalb besteht prinzipiell keine Kontraindikation für Impfungen bei diesen Kindern.

Gelegentlich besteht kurz nach der Geburt, also im Kleinkindalter, noch eine Thrombozytopenie als Zeichen dafür, daß die Rötelninfektion noch persistiert. Dies wäre dann allerdings eine vorübergehende Kontraindikation, insbesondere für Impfungen mit Lebendimpfstoffen. Eine Bestimmung der Thrombozyten, aber auch eine Überprüfung der Röteln IgG- und IgM-Titer sollte also einer Impfung im Kleinkindalter vorangehen.

Bei einem 17jährigen, der sonst keine gehäuften Infekte zeigt und auch nicht beispielsweise unter Kortikosteroidbehandlung steht, besteht keinerlei Kontraindikation für Impfungen. Er kann die Poliomyelitis-Schluckimpfung erhalten.

Wichtiger Hinweis Überprüfen Sie, ob noch weitere Impflücken bei dem Jungen bestehen.

Routineimpfungen

Frage *Mein kleiner Patient hat Diabetes mellitus. Welche Impfungen kann ich durchführen?*

Antwort Alle Impfungen sind erlaubt. Eine sorgfältige Stoffwechselüberwachung nach der Impfung ist angezeigt *(Bösel)*.

Erklärung Gerade Diabetiker bedürfen wegen ihrer erhöhten Anfälligkeit für Infektionskrankheiten und der dann drohenden Stoffwechselentgleisung eines besonderen Schutzes. Deshalb ist es sinnvoll, auch bei diabetischen Kindern möglichst dem Impfplan folgend die noch ausstehenden Schutzimpfungen durchzuführen.

Prinzipiell bestehen keine Bedenken gegen Lebend- oder Totimpfstoffe.

Schwierig kann die Entscheidung bei Mumps werden. Hierbei ist bis heute noch nicht geklärt, in welchem Ausmaß die Mumps-Erkrankung eine Schädigung der Inselzellen herbeiführt *(Gamble)*, die durch Impfung verhindert werden kann *(England)*, oder ob die Impfung in Einzelfällen den bestehenden Diabetes zu beeinträchtigen vermag. In Deutschland gehört die Impfung gegen Mumps ohne Einschränkung zu den von der *Ständigen Impfkommission (STIKO)* empfohlenen Impfungen.

Bei korrekter Einhaltung des Impfplanes wird man allerdings selten in die Lage kommen, beispielsweise eine Masern-, Röteln-, Mumpsimpfung noch in einem Alter durchzuführen, in dem der Diabetes manifest ist.

Jeder verantwortungsbewußte Arzt wird die Impfung nur bei gut eingestellter Stoffwechsellage verabreichen und auch in den folgenden Tagen besonders zur Zeit der zu erwartenden Impfreaktionen regelmäßige Kontrollen durchführen. Denn besonders bei Fieberreaktionen nach Verabreichung von Lebendimpfstoffen kann – wie auch bei jedem Infekt – eine Stoffwechselentgleisung eintreten *(Dittmann)*.

Wichtiger Hinweis Dies gilt analog auch für andere Stoffwechselerkrankungen. Bei dringend notwendigen Impfungen (Tetanus, Tollwut) nach Exposition muß die Impfung in jedem Fall umgehend durchgeführt werden, selbst wenn der Diabetes nicht gut eingestellt ist.

Bösel, B. u. K. Hartung: Praktikum des Infektions- und Impfschutzes. Hoffmann, Berlin 1984

Dittmann, S.: Atypische Verläufe nach Schutzimpfungen. Beitr. Hyg. Epidem. 25 (1981) 51

England, W. L. u. S. D. Roberts: Immunization to prevent insulin-dependent diabetes mellitus. Ann. intern. Med. 94 (1981) 395

Gamble, D. R.: Relation of antecedent illness to development of diabetes in children. Brit. med. J. 101 (July 1980)

Ständige Impfkommission des Bundesgesundheitsamtes (STIKO): Impfkalender für Kinder. Bundesgesundhbl. 26 (1983) 128

Routineimpfungen

Frage *Wie impfe ich ein Kind mit zystischer Fibrose (Mukoviszidose)?*

Antwort Über die auch bei gesunden Kindern empfohlenen Impfungen hinaus sollten auch Impfungen gegen Pneumokokken, Haemophilus influenzae B, Pertussis und Grippe durchgeführt werden.

Erklärung Kinder mit Mukoviszidose werden bekanntermaßen durch Infekte, besonders solche mit respiratorischen Symptomen, schwer belastet. Derartige Infekte müssen daher soweit als möglich vermieden werden. Obwohl in einer größeren Studie bei etwa 20 % der Patienten mit zystischer Fibrose eine relative IgG-Hypogammaglobulinämie nachgewiesen wurde *(Matthews et al.)*, scheint doch prinzipiell die Immunabwehr dieser Kinder nicht wesentlich gestört, da die IgG-Spiegel sich mit zunehmendem Alter normalisierten, IgM ausreichend vorhanden ist und auch keine Häufung von Defekten in der zellulären Immunabwehr nachweisbar sind. Insofern ist gegen die routinemäßigen Impfungen des Kindesalters – einschließlich Lebendimpfstoffen, wie Masern, Mumps, Röteln und Poliomyelitis – nichts einzuwenden *(Sitzmann)*. Im Gegenteil: Diese Kinder zählen zu den Risikogruppen, die auch gegen Pneumokokken- und H.-influenzae B-Erkrankungen sowie Pertussis und Grippe geimpft werden sollten, sofern keine anderen Kontraindikationen bestehen.

Wichtiger Hinweis Es versteht sich von selbst, daß man versuchen sollte, alle Impfungen zu einem Zeitpunkt durchzuführen, in dem das Kind bei seiner Grundkrankheit relativ beschwerdefrei ist.

Matthews, W. J. et al.: Hypogammaglobulinemia in patients with cystic fibrosis. New Engl. J. Med. 302 (1980) 245

Sitzmann, F. C.: Problemkinder werden so geimpft. Med. Trib. 50 (1979) 19

Routineimpfungen

Frage *Wie impfe ich Kinder mit Chromosomen-Anomalie?*

Antwort DT-Impfungen entsprechend Impfplan und Gesundheitszustand wie bei normalen Kindern. Keine Pertussisimpfung! Masern, Mumps, Röteln und Poliomyelitis oral erst nach Kenntnis der Fähigkeit zur Immunantwort.

Erklärung Bei Chromosomen-Anomalien können mehr oder weniger starke Einschränkungen auch der Immunabwehr beobachtet werden.

Beim *Down*-Syndrom, der häufigsten Erkrankung aufgrund chromosomalen Aberrationen, finden sich verminderte B-Zellwerte, wie auch die T-Zell-Proliferation und Stimulierung eingeschränkt ist *(Spina)*.

Eine gewisse Vorsicht bei Impfungen ist also am Platze, weshalb sicherheitshalber zunächst keine Lebendimpfstoffe appliziert werden sollten. Wegen des Zerebralschadens sind auch pertussishaltige Impfstoffe kontraindiziert, dagegen ist gegen Tetanus- und Diphtherie-Impfung wegen der extremen Rarität von zentralnervösen Komplikationen nichts einzuwenden.

Wenn das Kind mit eineinhalb Jahren zur Impfung gegen Masern und Mumps ansteht, sollte vorher die Fähigkeit zur Immunantwort bekannt sein.

Diese läßt sich am leichtesten überprüfen

1. durch die Beobachtung der Häufigkeit von infektiösen Erkrankungen während des ersten Lebensjahres,
2. durch quantitative Bestimmung der Immunglobuline,
3. durch Feststellung der erfolgreichen Tetanus-Impfung, die im Tetanus-Antitoxin-Titer im Serum des Kindes überprüft werden kann,
4. durch Überprüfung der Typ IV-Reaktion (zelluläre Immunität bei intrakutaner Antigenzufuhr (Stempeltests).

Wenn sich aus Anamnese und Labordaten kein Hinweis für eine schwere Störung in der Immunantwort ergibt, sind Impfungen mit attenuierten Impfstoffen möglich. Auch gegen eine Masern-Impfung bestehen, so lange die Infektion bei uns noch so häufig ist, keine Einwände *(s. Masern-Impfung bei zerebralem Krampfleiden, S. 70)*.

Falls Zeichen für einen Immundefekt vorhanden sind, muß die Gefahr der Impfung gegenüber der Schwere des Immundefektes abgewogen werden.

Die Poliomyelitis-Impfung kann mit Totimpfstoff nach *Salk* durchgeführt werden.

Wichtiger Hinweis Bei Masern- und Mumps-Exposition kann versucht werden, durch Gaben von Gammaglobulin den Schweregrad der Erkrankung abzuschwächen.

Spina, C. et al.: Altered cellular immune functions in patients with *Down's* syndrome. Amer. J. Dis. Child. 135 (1981) 251

Routineimpfungen

Frage *Ich habe ein zehnjähriges Kind, das vor fünf Jahren an einem hämolytisch-urämischen Syndrom (HUS) mit inzwischen vollständiger Ausheilung erkrankt war.*
Kann ich dieses Kind mit den in diesem Alter notwendigen Impfungen versehen?

Antwort Nein, nach HUS sind Impfungen kontraindiziert.

Erklärung Das HUS ist eine Erkrankung, deren Ätiologie bis heute noch nicht geklärt ist. Ganz sicher spielen neben infektiösen Auslösern (Viren, Rickettsien, Bakterien) auch immunologische Vorgänge eine Rolle, möglicherweise im Sinne einer Autoimmun- oder Immunkomplex-Erkrankung. Auslösend können neben den schon oben erwähnten Infektionen auch Impfungen sein *(Wehinger)*.
Neben Erstauslösung sind auch Rezidive durch Impfungen beschrieben worden. Dabei war in einem Fall ein HUS zum ersten Mal nach DPT-Polio-Impfung aufgetreten, das nach der gleichen Impfung drei Monate später rezidivierte *(de Jong)*. Man muß deshalb eine Impfung nach durchgemachtem HUS als kontraindiziert ansehen. Schwierig wird die Entscheidung bei epidemiologisch notwendigen Impfungen, besonders wenn in späteren Jahren Auslandsaufenthalte geplant sind. Hier sollte man versuchen, unausweichbare Impfungen so weit wie möglich in das Erwachsenenalter, in dem ein HUS eine Seltenheit darstellt, zu verschieben.

Wichtiger Hinweis Nach Tetanus-Exposition muß durch zweimalige Gabe von spez. Immunglobulin ein Schutz herbeigeführt werden.

de Jong, M. C. W. u. L. A. H. Monnens: Recurrent haemolytic uraemic syndrome. Pädiatrie u. Pädologie 11 (1976) 521
Wehinger, H.: Hämolytisch-urämisches Syndrom. In: Pädiatrie in Praxis und Klinik, hrsg. von *K. D. Bachmann et al.* Fischer u. Thieme Bd. II (1980) 10.59

Routineimpfungen beim Erwachsenen

Poliomyelitis

Frage *Ist es wirklich sinnvoll, Erwachsenen keine erste Schluckimpfung mehr zu verabreichen und sie ohne Impfschutz zu belassen, weil man eine Impfpoliomyelitis befürchtet?*

Antwort Nein! Die Gefahr einer Poliomyelitis-Infektion, besonders bei Auslandsreisen, ist keineswegs gebannt. Erwachsene sollten mit ihren Kindern Schluckimpfstoff erhalten. Man kann auch, wenn sie wenig Kontakt zu geimpften Kindern haben, sicherheitshalber eine Impfserie mit *Salk*-Impfstoff (Totimpfstoff) vorausschicken.

Erklärung Die Angst, Erwachsene an Schluckimpfungen teilnehmen zu lassen, stammt aus der alten Beobachtung, daß sie häufiger als Kinder Impfpoliomyelitiden erleiden. Die Rate einer Impfpoliomyelitis liegt aber nach Zahlen der Weltgesundheitsorganisation nur bei etwa 1 pro 3 Millionen Impfungen *(WHO)*. Auffallend ist, daß die Zahl der Impfkontaktpoliomyelitiden in der Bundesrepublik mit etwa 1 auf 15,5 Millionen Geimpften im Gegensatz zu den WHO-Zahlen sehr gering ist *(Maass)*. Dies erklärt sich vielleicht durch die bei uns traditionell vorherrschende Impfpolitik, nicht nur Kinder, sondern auch Erwachsene gegen Poliomyelitis zu impfen. Diese sind dann bei Kontakt mit Impfviren geschützt, so daß die gefürchtete Komplikation extrem selten ist.

In Familien, in denen die eigenen Kinder oder Enkel schlukken, sollten daher die Nicht-Immunen mitgeimpft werden, um nicht durch Übertragung des mit dem Darm ausgeschiedenen Impfvirus an einer Impfkontaktpoliomyelitis zu erkranken.

Falls genügend Zeit zur Verfügung steht, kann auch eine Vorimpfung mit dem Totimpfstoff nach *Salk* verabreicht werden *(DVV)*.

Wichtiger Hinweis Wegen eines nicht-immunen Elternteiles »sicherheitshalber« auch die Kinder von der Impfung zurückzustellen, ist sträflicher Leichtsinn!

Deutsche Vereinigung zur Bekämpfung der Viruskrankheiten e. V. (DVV): Richtlinien: Schutzimpfung gegen Kinderlähmung. Dtsch. Grünes Kreuz 1989/90

Maass, G. u. U. Quast: Acute spinal paralysis after administration of oral poliomyelitis vaccine in the Federal Republic of Germany (1963–1984). J. biol. stand. 15 (1987) 185

WHO: The relation between acute persisting spinal paralysis and poliomyelitis vaccine (oral): results of a *WHO* enquiry. Bull. Wld. Hlth. Org. 53 (1976)

Poliomyelitis

Frage *Ich bin Betriebsärztin in einem großen Zoo und möchte für alle Angestellten eine Poliomyelitis-Schluckimpfung durchführen. Kann ich auch die Tierpfleger bei den Menschenaffen impfen oder besteht die Gefahr, daß die Affen eventuell an einer Impfkontaktpoliomyelitis erkranken?*

Antwort Am einfachsten ist es, wenn Sie die Tierpfleger bei den Menschenaffen mit Totimpfstoff *(Salk)* impfen.

Erklärung Obwohl sie nicht zu den natürlichen Wirten für Poliomyelitisviren gehören, sind Affen und Menschenaffen für Poliomyelitisviren empfänglich.

In der Poliomyelitis-Impfstoffproduktion werden Affen für Neurovirulenzteste eingesetzt, was zeigt, daß auch eine Gefahr für neurologische Schädigungen besteht.

Es ist nicht völlig auszuschließen, daß durch Passagen über den Menschen, d. h. über die Tierpfleger, die Neurovirulenz für die Affen erhöht wird, so daß das Risiko einer Impfkontaktpoliomyelitis zunimmt. Dies zu verhindern gibt es drei Möglichkeiten:

1. Die Affen und Menschenaffen werden mit *Salk*-Impfstoff mindestens zweimal geimpft. Anschließend erhalten die Menschen Schluckimpfstoff. Die Affen sind dann bei einer eventuellen Übertragung der Impfviren immun.
2. Die Tierpfleger werden nur mit *Salk*-Impfstoff geimpft und alle zehn Jahre geboostert. Bei dem Totimpfstoff scheidet eine Virusausscheidung aus.
3. Affen und Menschen erhalten gleichzeitig Schluckimpfstoff. Die Impfviren haben dadurch keine Gelegenheit, sich durch ungezielte Übertragung in ihrer Virulenz zu verändern.

Die Kollegin entschloß sich übrigens zur zweiten Vorgehensweise. Ich selbst hätte – schon weil es die epidemiologisch sinnvollere Maßnahme gewesen wäre – lieber Affen und Menschen gleichzeitig geimpft.

Mumps (Masern)

Frage *Kann ein Jugendlicher oder Erwachsener noch gegen Mumps geimpft werden?*

Antwort Ja.

Erklärung Der Kontagionsindex von Mumps liegt bei 60–70 %. Antikörper gegen Mumps haben 80–90 % der Erwachsenen *(Enders)*. Dies bedeutet, daß noch eine relativ große Ansteckungsgefahr für Erwachsene besteht. Zudem erkranken diese meist schwerer; besonders die Epididymitis und Orchitis jenseits der Pubertät ist beim Manne besonders gefürchtet und wird in einer Rate bis zu 23 % beobachtet *(Vivell)*.
Die Mumps-Impfung zählt zu den sehr gut verträglichen Impfungen. Es liegen weder Zahlen noch Kasuistiken vor, die Hinweise auf eine mit höherem Alter zunehmend schlechtere Verträglichkeit des Impfstoffes geben.
Gegen eine Impfung beim Erwachsenen bestehen daher keine Einwände *(Schleich)*. Entsprechend legen die Impfkalender auch keine oberen Altersgrenzen fest *(STIKO)*.
Prinzipiell könnte man natürlich die mangelnde Immunität im Serum des Patienten nachweisen; ELISA und Neutralisationstest sind dabei die empfindlichsten Tests.
Aber auch bei bereits bestehender Immunität wird eine Impfung gut vertragen *(Spiess)*. Im Einzelfall dürfte daher die sofortige Impfung billiger sein, zumal hiermit gleich eine abgesunkene Immunität geboostert wird *(Luthardt)*.

Wichtiger Hinweis Selbstverständlich ist auch gegen eine Masern-Impfung im Erwachsenen-Alter nichts einzuwenden. Allerdings besteht hier meist eine Immunität, da die Rate der Erwachsenen mit Masern-Antikörpern in empfindlichen Tests nahezu 100 % ist *(Ziegelmaier)*.

Enders, G.: Die Antikörperkonversion nach Schutzimpfung mit dem Mumps-Lebendimpfstoff. In: Mumps: Komplikationen und Schutzmaßnahmen, hrsg. von *H. Spiess*, Dtsch. Grünes Kreuz 1980 S. 41

Luthardt, Th. u. A. Neufang: Erfolgskontrollen der Mumpsimpfung. Gelbe Hefte XVIII (1977) 160

Nicolai-Scholten, M.-E. et al.: Mumpsvirus-Infektionen: Antikörperbestimmung mit Enzymimmunoassay (ELISA). Laboratoriumsblätter 30 (1980) 154

Spiess, H.: Mumpsschutzimpfung für Erwachsene? Dtsch. med. Wschr. 104 (1979) 421

Ständige Impfkommission des Bundesgesundheitsamtes (STIKO): Impfkalender für Kinder. Bundesgesundhbl. 2 (1990)

Vivell, O.: Komplikationen bei Mumps und sozioökonomische Aspekte. In: Mumps: Komplikationen und Schutzmaßnahmen, hrsg. von *H. Spiess*. Dtsch. Grünes Kreuz 1980 S. 21

Schleich, P.: Mumpsimpfung im Adoleszenten- und Erwachsenenalter. Sozialpädiatrie 8 (1986) 52

Wiesmann, E.: Med. Mikrobiologie, Thieme 1982.

Ziegelmaier, W. u. G. Enders: Symp. Med. Virologie, Mannheim 1981

Röteln

Frage *Meine Patientin hat trotz Impfung gegen Röteln nur einen fraglich positiven Titer (HAH 1 : 16). Wie soll ich weiter vorgehen?*

Antwort Zunächst Kontrolle des Titers in einem weiteren empfindlichen Test (ELISA). Bei fehlendem Schutz nachimpfen.

Erklärung Impfungen führen im allgemeinen zu niedrigeren Titern als Wildvirus-Erkrankungen. Auch der Titeranstieg erfolgt oft etwas verzögert, so daß Antikörperkonversionen noch nach zehn Wochen beobachtet werden können *(Hasenbein)*. Ein schwach positiver Titer nach einer Impfung, besonders wenn die Blutprobe relativ frühzeitig abgenommen wurde, kann also trotzdem Schutz ankündigen.

Während Titer unter 1 : 8 im HAH eindeutig als negativ und solche von 1 : 32 oder größer als positiv anzusehen sind *(Mutterschaftsrichtlinien)*, ist die Entscheidung bei Titern von 1 : 8 und 1 : 16 allerdings schwierig. Die Wiederholung des HAH oder noch besser die Kontrolle im ELISA *(Enders)*, NT *(Ehrengut)* oder Haemolyse-in-Gel-Test *(Sander)* zeigt an, ob ein Schutz vorhanden ist.

In etwa 5–6 % muß bei Erwachsenen mit einem Impfversagen gerechnet werden, weshalb bei ihnen immer Kontrollen des Impferfolges empfohlen werden *(Bäcker)*.

In solchen Fällen ist die Impfung zu wiederholen, am besten mit einem Röteln-HDC-Impfstoff.

Wichtiger Hinweis Besonders nach Wochenbettimpfungen bei Patientinnen mit Anti-D-Prophylaxe sollte vier Monate nach der Entbindung eine Röteln-Titer-Kontrolle erfolgen.

Bäcker, G.: Maßnahmen zur Vermeidung der Röteln-Embryopathie. Ärztl. Lab. 3 (1981) S. 13

Ehrengut, W. u. S. Florent: Die Ursache wiederholt serologisch ergebnisloser Rötelnschutzimpfung. Dtsch. med. Wschr. 106 (1981) 987

Enders, G.: Rötelntiter unter 1 : 32. Med. Trib. 39 (1982) 27

Hasenbein, R.: Erfahrungen mit der Rötelnimpfung im Rheinisch-Bergischen Kreis. Bundesgesundheitsblatt 20 (1977) 33

Richtlinien des Bundesausschusses der Ärzte und Krankenkassen. (Mutterschaftsrichtlinien) vom 10. Dez. 1985. Dt. Ärztebl. 83 (1986) 715

Sander, J.: Rötelnimmunität. In: »Fragen aus der Praxis«. DMW 112 (1987) 586

FSME

Frage *Ein Patient kommt zu mir mit der Frage, ob er eine Impfung gegen Zeckenkrankheit erhalten sollte, da er heute morgen bei einem Spaziergang in der Lüneburger Heide von einer Zecke gebissen wurde.*
Soll ich ihn impfen?

Antwort Nein. In Niedersachsen gibt es zur Zeit keine dort aquirierte Frühsommer-Meningo-Enzephalitis.

Erklärung Für die bisherige Bundesrepublik Deutschland wurden Antikörper-Titer bei 1,5 % der in ländlichen Gebieten wohnenden Bevölkerung gefunden *(Ackermann)*. Dabei wurden relativ hohe Durchseuchungsraten in einigen Gebieten Süddeutschlands, hier besonders in Baden-Württemberg entlang des Rheins und im Freiburger Raum und am Neckar, sowie in Bayern entlang der Donau und ihrer der österreichischen Grenze nahen nördlichen und südlichen Nebenflüsse festgestellt *(Roggendorf)*, während nördlich der Maingrenze Antikörper gegen FSME nur selten nachgewiesen wurden. Die in dem untersuchten Gebiet erworbene Immunität liegt z. B. in Schleswig-Holstein bei 0,6 % und in Niedersachsen sogar bei Null *(Ackermann, Allerdist)*. Auch in Endemiegebieten konnte nur bei 1 ‰ der untersuchten Zecken das FSME-Virus gefunden werden *(Ackermann)*. Das Risiko einer Zeckeninfektion ist also auch in Endemiegebieten sehr gering; dabei ist zu bedenken, daß nur jeder sechste bis zehnte Infizierte an neurologischen Symptomen erkrankt und die Letalität dann nur bei 1 bis 2 % liegt *(Enders)*.
Die Möglichkeit, in Niedersachsen an einer FSME-Infektion mit neurologischen Symptomen zu erkranken, ist also zu vernachlässigen.

Wichtiger Hinweis Nach erfolgtem Zeckenbiß und Infektion kommt die aktive Impfung zu spät: Hier kann nur noch FSME-Immunglobulin angewendet werden.

Ackermann, R.: Frühsommer-Meningo-Enzephalitis. In: »Fragen aus der Praxis«, Dtsch. med. Wschr. 110 (1985) 435
Ackermann, R. u. B. Rehse-Küpper: Die zentraleuropäische Enzephalitis in der Bundesrepublik Deutschland. Fortschr. Neurol. Psychiat. 47 (1979) 103
Allerdist, N.: Durchseuchung mit FSME-Virus (Zeckenenzephalitis) in Norddeutschland. In: »Fragen aus der Praxis«, Dtsch. med. Wschr. 107 (1982) 1114
Enders, G.: Zur Situation der Frühsommer-Meningoenzephalitis und Borrelien-Infektion. Ärztin 32, H 7 (1985) 5
Roggendorf, M. et al.: Prophylaxe der Frühsommer-Meningoencephalitis. Dt. Ärztebl. 86 (1989) 1418

FSME

Frage *Ein junges, naturverbundenes Ehepaar fährt regelmäßig nach Kärnten zum Zelten. Das Paar will auch nächste Woche wieder dorthin reisen. Soll ich gegen Frühsommer-Meningo-Enzephalitis (FSME) impfen?*

Antwort Nein. Nach Zeckenbiß sollte FSME-Immunglobulin verabreicht werden, da eine aktive Impfung zu spät käme.
Für das nächste Jahr sollte frühzeitig mit der FSME-Impfung begonnen werden (mindestens sechs Wochen vor dem geplanten Urlaub).

Erklärung Die Durchseuchung der Zecken mit FSME-Viren ist gerade in Österreich, und hier besonders im Salzach-Donautal, aber auch in Kärnten besonders hoch. In Österreich ist die FSME die häufigste Ursache für Enzephalitis bei Erwachsenen *(Kunz)*.
Ein junges Ehepaar, das naturverbunden ist und zelten geht, wird voraussichtlich durch Wälder mit Unterholz und Heidelbeergestrüpp streifen, so daß die Gefahr, von einer Zecke gebissen und infiziert zu werden, hier nicht zu vernachlässigen ist. Obwohl nur etwa 6–10 % der Infizierten über eine grippeähnliche Erkrankung hinaus neurologische Symptome entwikkeln *(Enders)*, ist doch für Urlauber in bestimmten Gebieten Österreichs, wozu Kärnten zählt, ein Schutz ratsam *(Ackermann)*.
Mit einem Schutz nach aktiver Impfung ist allerdings erst etwa zwei Wochen nach der zweiten Impfung zu rechnen. Deshalb kann in dem geschilderten Fall, bei dem die Exposition bereits in einer Woche beginnt, der Schutz momentan nur mit Immunglobulin erreicht werden, dessen Wirkung etwa vier Wochen anhält. Dabei ist zu überlegen, ob man das FSME-Immunglobulin nicht erst dann appliziert, wenn tatsächlich ein Zeckenbiß erfolgt ist. Umgekehrt wäre aber auch eine Simultanimpfung kurz vor Abreise und Gabe der nächstfälligen Impfung nach Rückkehr erwägenswert. Es gibt Untersuchungen, die nach der zweiten Impfung bei Simultanverabreichung geringfügig niedrigere Titer zeigen; diese gleichen sich aber nach der dritten Impfung wieder zum Normalniveau hin aus *(Hofmann)*.

Wichtiger Hinweis Es wäre günstiger, einen notwendigen Impfzyklus früh genug zu beginnen, damit auf das Immunglobulin verzichtet werden kann.
Bei Personen mit langanhaltender oder wiederholter Exposition sollten die regelmäßigen Boosterungen (alle drei Jahre nach Grundimmunisierung) nicht vergessen werden.

Ackermann, R. u. B. Rehse-Küpper: Die zentraleuropäische Enzephalitis in der Bundesrepublik Deutschland. Fortschr. Neurol. Psychiat. 47 (1979) 103

Enders, G.: Zur Situation der Frühsommermeningoenzephalitis und Borrelien-Infektion. Ärztin 32, H 7 (1985) 5

Hofmann, H.: Warum nicht FSME-Simultanimpfung? In: In Consilio Med. Trib. 1986, Nr. 25, S. 14

Kunz, C.: FSME-Schutzimpfung. In: Schutzimpfungen, hrsg. von *H. Spiess*. Med. Verlagsges., Marburg 1985

Tollwut

Frage *Mein Patient kommt aus den Tropen zurück, wo er von einem tollwutverdächtigen Tier gebissen wurde. Es wurde umgehend mit dem dort vorhandenen Tollwutimpfstoff bisher dreimal geimpft und muß nun weiterbehandelt werden. Wie soll ich vorgehen?*

Antwort Sofortiger Beginn der Grundimmunisierung unter Vernachlässigung der bisher auswärts durchgeführten Injektionen, zusätzlich simultan Tollwut-Immunglobulin.

Erklärung Die in vielen Entwicklungsländern noch angewendeten Impfstoffe – etwa Entenembryo-Vakzine – führen zu einer wesentlich schwächeren Immunantwort als die heute bei uns verfügbaren, weshalb dort auch eine größere Zahl an Impfungen erfolgen muß. Eine sichere Immunität ist daher nicht gewährleistet. Unsere auf diploiden Humanzellen oder auf Hühnerfibroblasten gezüchteten modernen Tollwutvakzinen sind wesentlich stärker immunogen *(Lehmann, Bijok)*, so daß hiermit ein sicherer Schutz erreicht werden kann.
Da die Wirkung der bei den Patienten angewandten Vakzine mit Sicherheit schlechter war, wird empfohlen, den Impfzyklus wie bei einer postexpositionellen Prophylaxe erneut mit einem der modernen Impfstoffe zu beginnen *(BGA)*.

Wichtiger Hinweis Da ein dringender Expositionsverdacht besteht, ist die simultane Gabe von Hyperimmunglobulin erforderlich.
Auch der in der DDR bis vor kurzem noch eingesetzte Tollwut-Impfstoff entsprach nicht den in der Bundesrepublik zugelassenen Tollwut-Impfstoffen.

Bundesgesundheitsamt (BGA): Tollwut-Verhütung und -Bekämpfung, Merkblatt 3. Bundesgesundheitsblatt 28 (1985) 150
Bijok, U.: Purified chick embryo cell rabies vaccine (PCEC): a review of clinical development 1982–1984. In: Improvements in rabies post-exposure treatment, hrsg. v. *Vodopija et al.* Zagreb 1985
Lehmann, H.-G. et al.: Erfahrungen beim Menschen mit einem gereinigten Tollwut-Impfstoff aus menschlichen diploiden Zellen. Münch. med. Wschr. 120 (1978) 289

Tollwut

Frage *Meine Schwiegermutter ist vor sechs Wochen von ihrem Hund gebissen worden, der sich damals recht eigentümlich benahm, jetzt aber wieder völlig gesund ist.*
Die alte Dame hat jetzt Allgemeinbeschwerden, Fieber und starke Kopfschmerzen.
Ist es möglich, daß sie Tollwut hat und soll ich sie noch impfen?

Antwort Nein, Ihre Schwiegermutter ist mit Sicherheit nicht von ihrem Hund mit Tollwut infiziert worden.
Eine Impfung ist nicht erforderlich.

Erklärung Die Tollwut-Inkubation beim Hund wird mit 10–60 Tagen angegeben. Nach Auftreten der ersten Symptome – also Verhaltensstörungen oder Beißen – sterben Hund oder Katze innerhalb von 10 Tagen, weshalb für diese Zeit tollwutverdächtige Haustiere unter amtsärztlicher Aufsicht bleiben müssen *(BGA)*
Wenn das Tier, wie in diesem Fall, inzwischen wieder völlig gesund ist, ist mit Sicherheit eine Tollwut auszuschließen. Es muß also nach einer andere Diagnose gesucht werden.
Im übrigen käme für die Schwiegermutter bei ausgebrochener Tollwuterkrankung nach menschlichem Ermessen jede Hilfe zu spät, also auch eine simultane Impfung.

Wichtiger Hinweis Der Hund sollte gegen Tollwut geimpft werden.

Bundesgesundheitsamt (BGA): Ratschläge an Ärzte: Tollwut, Merkblatt 3. Dtsch. Ärzteblatt, 1971 (1978)

Tollwut

Frage *Ich bin beim Joggen von einem Bussard angefallen worden und habe mehrere Verletzungen am Oberarm. Besteht die Gefahr, daß der Bussard tollwütig war?*

Antwort Nein, Bussarde verteidigen ihr Revier besonders zur Brutzeit. Sie stürzen sich dabei auf alles, was sich schnell und für sie unerwartet bewegt. Dies sind – aus Sicht eines Bussards – eben auch Jogger.

Erklärung Von Überfällen durch Vögel auf Jogger wurde in der letzten Zeit öfter berichtet *(Itin)*. Bei uns in der Bundesrepublik wurden bereits 39 derartige Fälle beschrieben, wobei die angreifenden Vögel fast ausnahmslos Mäusebussarde waren *(Spangenberg)*. Dabei scheint zum einen besonders während der Brutzeit (April bis Juni) die schnelle Bewegung der Jogger am Boden im Revier des Vogels eine Rolle zu spielen, zum anderen kann möglicherweise eine bestimmte Farbe der Kleidung Reflexe bei hierfür empfänglichen Vögeln, z. B. Rotdrosseln, auslösen *(Phillips)*.

Das Verhalten der Tiere ist also nicht krankhaft abartig, sondern bei Kenntnis der Lebensgewohnheiten von Vögeln leicht verständlich: Die Ursache der Aggression ist nicht eine Tollwuterkrankung des Tieres, sondern ein ganz normales Revierverhalten.

Zudem ist Tollwut bei Raubvögeln offenbar höchst fragwürdig, und es ist auch der Versuch einer Übertragung des Tollwutvirus auf Bussarde bisher nicht gelungen *(Itin)*.

Eine Impfung ist daher im allgemeinen nicht erforderlich.

Wichtiger Hinweis Der Tetanus-Impfschutz sollte überprüft werden!

Itin, P. et al.: From the haevens, revenge on joggers. New Engl. J. Med. 311 (1984) 1703

Phillips, L. H.: More on bird attacks. New. Engl. J. Med. 312 (1985) 1067

Spangenberg, R.: Wenn der Bussard angereift. Das Tier 5 (1985) 11

Hepatitis B

Frage *Ich habe meine Mitarbeiter vor zwei Jahren gegen Hepatitis B geimpft. Wann muß ich eine Auffrischimpfung durchführen?*

Antwort Das richtet sich nach dem Anti-HBs-Titer: Bei Werten von 10 IU/l Serum oder niedriger sofort, bei Werten über 10 IU/l noch zuwarten *(s. unten)*.

Erklärung Die Erfahrungen mit der Hepatitis-B-Impfung sind, was die Dauer des Impfschutzes betrifft, noch neu. Die Empfehlung zur Boosterung läßt sich am einfachsten geben, wenn man den Titer etwa vier Wochen nach Beendigung der Grundimmunisierung bestimmt. Die *DVV* empfiehlt dann folgendes Vorgehen, tabellarisch zusammengefaßt im Deutschen Ärzteblatt:

Tabelle 10 Anti-HBs-Kontrolle und Empfehlungen zur Wiederimpfung nach Grundimmunisierung gegen Hepatitis B

Anti-HBs (IU/l), vier Wochen nach Grundimmunisierung	Maßnahmen
< 10	Sofortige Wiederimpfung
10 – 100	Kontrolle nach 3 bis 6 Monaten*
100 – 1 000	Kontrolle nach 1 Jahr*
1 000 – 10 000	Kontrolle nach 2½ Jahren*
> 10 000	Kontrolle nach 5 Jahren*

* gerechnet vom Tag der letzten Impfung

Falls die Bestimmung des Anfangstiters vier Wochen nach Grundimmunisierung nicht durchgeführt wurde, läßt sich der weitere Verlauf in etwa errechnen, da er bis auf die Ausgangshöhe bei allen Impflingen recht gleichförmig absinkt: Nach einem raschen Abfall auf etwa $^{1}/_{10}$ des Ausgangswertes innerhalb von 16 Monaten erfolgt dann ein Absinken auf etwa die Hälfte pro Jahr.
Als schützender Titer wird derzeit der Wert von 10 IU/l angesehen. Es läßt sich also nach Kenntnis eines Titers zwei Jahre nach der letzten Impfung festlegen, welche Impflinge sofort (10 IU/l oder weniger) oder welche erst später (mehr als 10 IU/l) und in etwa wann diese geimpft werden sollen.

Wichtiger Hinweis Falls die errechnete Zeit zur nächsten Impfung mehrere Jahre beträgt, sollte aus Sicherheitsgründen auch zwischendurch eine Titerkontrolle erfolgen.

Deutsche Vereinigung zur Bekämpfung der Viruskrankheiten (DVV): Impfung gegen Hepatitis B. Dtsch. Ärztebl. 82 (1985) 1866

Jilg, W. et al.: Persistenz von Antikörpern gegen Hepatitis B-Oberflächenantigen nach Impfung gegen Hepatitis B. Dtsch. med. Wschr. 110 (1985) 205

Hepatitis B

Frage *Ich habe trotz regelrechter Grundimmunisierung mit Hepatitis-B-Impfstoff, noch keinen ausreichenden Anti-HBs-Titer. Wie soll ich weiter vorgehen?*

Antwort In Fällen mit fehlender Antikörperkonversion nach drei Impfungen (bzw. vier, je nach Impfstoff) kann eine weitere Impfung sechs Monate nach der letzten Gabe erforderlich sein. Die Verdoppelung der Impfdosis kann empfohlen werden. Notfalls ist Hepatitis-B-Immunglobulin nach Exposition erforderlich.

Erklärung Die Wirksamkeit der Hepatitis-B-Impfung mit gereinigtem HBsAg wird bei gesunden Impflingen mit über 90 % angegeben *(Zoulek)*. Die guten Konversionsraten nehmen allerdings mit zunehmendem Alter und bei Erkrankungen, die mit Immunsuppression einhergehen, deutlich ab. So haben beispielsweise Dialysepatienten nur in etwa 60 % nach dreimaliger Impfung schützende Antikörper, selbst wenn die gegenüber den Gesunden erhöhte Dosis von 40 µg verimpft wurde *(Müller)*.
Wie bei anderen Impfungen gibt es aber auch unter gesunden Personen solche, die mit hoher Antikörperbildung auf das Hepatitis-B-Antigen reagieren und solche mit niedriger Reaktion, sogenannte »Low-Responder«. Dabei werden zu den »Low-Respondern« auch solche Personen gerechnet, die vier Wochen nach der letzten Gabe im Rahmen der Grundimmunisierung noch Titer unter 100 IU/l zeigen *(Jilg)*.
Bei den Low-Respondern kommt es zu keiner IgM-Stimulierung gegen das HBs-Antigen, sondern es wird nur IgG nachgewiesen *(Kuwert)*.
Wenn bei einem Impfling nach der regelrechten Impfung noch kein schützender Antikörpertiter gebildet wurde, der Anti-HBs-Titer also unter 100 IU/l bleibt, sollte eine vierte Impfung sechs Monate nach der letzten Gabe erfolgen *(Jilg)*, wobei man die Verdoppelung der Dosis erwägen kann *(Kuwert)*.
Trotz wiederholter Impfungen zeigen etwa 1 bis 3 % der gesunden Erwachsenen überhaupt keine Antikörperbildung gegen HBsAg *(Zoulek)*. In diesen Fällen ist bei bekannter Exposition dringend Hepatitis-B-Immunglobulin zu verabreichen.

Wichtiger Hinweis Die Hepatitis-B-Impfung führt intramuskulär am Oberarm zu einer besseren Antikörper-Bildung *(MMWR)*.
Weiterhin muß unbedingt auf vorschriftsmäßigen Transport und Lagerung des Impfstoffes geachtet und vor Entnahme die Ampulle kräftig aufgeschüttelt werden.

Jieg, W. et al.: Persistence of specific antibodies after hepatitis B vaccination. J. Hepatol. (1988) 201
Kuwert, E. u. V. Scheiermann: 19 S- und 7 S-Antikörperbildung bei aktiver Hepatitis B-Schutzimpfung. In: Immunprophylaxe der Hepatitis B, hrsg. von *F. Deinhardt u. H. Spiess*. Med. Verlagsges., Marburg 1984, S. 37
MMWR: Suboptimal response to hepatitis B vaccine given by injection into the buttock. Morb. Mort. Weekl. Rep. 34 (1985)
Müller, R. et al.: Hepatitis B-Impfung von immunsupprimierten Patienten. In: Impfungen gegen Hepatitis B, hrsg. von *F. Deinhardt u. H. Spiess*. Med. Verlagsges., Marburg 1983, S. 51
Zoulek, G. et al.: Immunprophylaxe der Hepatitis B. Dtsch. med. Wschr. 108 (1983) 1175

Diphtherie

Frage *Wozu gibt es jetzt eigentlich einen zweiten Impfstoff gegen Diphtherie und Tetanus, der für Erwachsene gedacht ist? Kann man da nicht den gleichen Impfstoff wie für Kinder nehmen?*

Antwort Nein, mit dem Kinderimpfstoff treten im Erwachsenenalter wesentlich stärkere Reaktionen auf.
Damit aber auch Erwachsene gegen Diphtherie geimpft werden können, wurde dieser Impfstoff entwickelt.

Erklärung Die Diphtherie ist eine Krankheit, die heute keineswegs zu den Kinderkrankheiten gerechnet werden darf. Gerade die Kleinepidemien der letzten Jahre haben gezeigt, daß vor allem Jugendliche und Erwachsene besonders schwer erkranken. Untersuchungen zur Immunität gegen Diphtherie haben gezeigt, daß etwa 80 % der Jugendlichen und Erwachsenen entweder überhaupt keinen oder nur einen mangelhaften Schutz besitzen *(Naumann)*. Auch bei erwachsenen ehemaligen DDR-Bürgern ist der Diphtherie-Schutz mangelhaft *(Thilo)*. Deshalb ist eine Grundimmunisierung oder Auffrischimpfung dringend erforderlich und wird auch allseits empfohlen *(BGA)*.
Wegen des ständigen Kontaktes mit apathogenen Korynebakterien sind allerdings auf Grund einer »stillen Allergisierung« (nicht Feiung!) Diphtherieimpfstoffe in Kinderdosierung schlecht verträglich, was zu starken lokalen und allgemeinen Reaktionen führt *(Stickl)*.
Der jetzt in der Bundesrepublik erhältliche Impfstoff gegen Tetanus und Diphtherie enthält daher nur ein Zehntel der Kinderdosis an Diphtherietoxoid, womit der Impfstoff auch für Erwachsene verträglich wird.

Wichtiger Hinweis Bei ausreichendem Schutz gegen Tetanus können (und sollen!) alle Erwachsenen mit dem monospezifischen Diphtherie-Impfstoff für Erwachsene geimpft werden.

Wissenschaftl. Beirat der Bundesärztekammer (BGA): »Empfehlungen zur aktiven Schutzimpfung gegen Diphtherie«. Dtsch. Ärztebl. 80 (1983) 37

Naumann, P. et al.: Diphtherie-Immunität und ihre epidemiologische Bedeutung. Dtsch. med. Wchr. 108 (1983) 1090

Stickl, H. u. F. Schmid: Impfprobleme – Problemimpfungen. Dtsch. Ärzteverlag, Köln 1975, S. 171

Thilo, W. et al.: Serologische Immunität gegen Diphtherie 1986. Z. Klin. Med. 42 (1987) 1807

Cholera

Frage *Ich betreue einen Mitarbeiter, der häufig ins Ausland fährt und deshalb auch regelmäßig gegen Cholera geimpft werden muß. Von Mal zu Mal reagiert er heftiger auf die Impfung.*
Wie soll ich weiter vorgehen?

Antwort Versuchen Sie festzustellen, ob in dem besuchten Land tatsächlich noch ein Cholera-Impfzertifikat verlangt wird. Wenn nein, boostern Sie nur mit 0,1 ml intrakutan.

Erklärung Wegen der Änderung der Epidemielage und der kurz dauernden protektiven Wirkung der Cholera-Impfung verlangen nur noch verhältnismäßig wenige Länder ein Zertifikat, das eine Impfung mit 1,0 ml Cholera-Impfstoff bescheinigt *(WHO)*. Es wurde deshalb vorgeschlagen, bei Impflingen mit vorangegangenen Cholera-Impfungen eine intrakutane Gabe von 0,1 ml zu verabreichen. Wie alle intrakutanen Gaben führt dies zu einem Booster, der der subkutanen größeren Gabe vergleichbar ist, wobei gleichzeitig die Häufigkeit und Schwere von Nebenwirkungen gesenkt wird *(Bösel)*.

Wichtiger Hinweis Auch bei der Cholera gilt, daß die beste Prophylaxe strengste Hygiene bei der Zubereitung der Mahlzeiten ist und nur abgekochtes Wasser bzw. Mineralwasser verwendet werden soll.

Bösel, B. u. K. Hartung: Praktikum des Infektions- und Impfschutzes. Hoffmann, Berlin 9. Aufl. 1989, S. 141

WHO: Vaccination Requirements and Health Advice for International Travel. World Health Organization, Geneva, jährlich aktualisiert

Tetanus

Frage *Meine Patientin – eine Rentnerin – ist eifrige Gärtnerin. Sie sagt, sie sei noch nie gegen Tetanus geimpft. Soll ich sie mit 70 Jahren noch impfen?*

Antwort Ja, eine normale Grundimmunisierung mit drei Tetanustoxoiddosen etwa nach Schema 0–1–12 Monate.

Erklärung Die heute noch bei uns in der westlichen Bundesrepublik beobachteten Todesfälle an Tetanus werden in der Altersgruppe jenseits des 35. Lebensjahres beobachtet, mehr als die Hälfte bei über 60jährigen *(Statistisches Jahrbuch)*. Dies zeigt, daß in diesem Alter und speziell bei Frauen, die weder im Arbeitsleben noch beim Militär gegen Wundstarrkrampf geimpft wurden, die Gefahr der Erkrankung nicht zu vernachlässigen ist.

Allgemein wird im Alter eine erhöhte Infektanfälligkeit beobachtet. Man hat daraus auf eine unzureichende Antikörperbildung geschlossen. Demgegenüber wurde festgestellt *(Schwick)*, daß IgG und IgA beim älteren Menschen eher zunehmen, während IgM etwa konstant bleibt. Wie auch in anderen Altersstufen ist die Immunreaktion jedoch offenbar vom Ernährungszustand abhängig *(Moulias)*.

Allerdings ist die Spezifität der Antikörper im Alter nicht so ausgeprägt wie beim jungen Menschen. Entscheidend ist offenbar die Unversehrtheit des thymusabhängigen zellulären Immunsystems, da hier das Antigen erkannt und kodiert werden muß *(Roberts-Thomson)*.

Daher ist die primäre Immunantwort auf eine erstmalige Antigengabe im Alter reduziert. Ist die Immunantwort aber einmal in Memory-Zellen gespeichert, so ist auch im Alter eine ausreichende Reaktion zu erwarten *(Emmerling)*. Deshalb sind Impfungen – speziell zur Boosterung – im Alter durchaus erfolgversprechend.

Tetanusimpfungen führen auch bei alten Menschen zu einer tragfähigen Immunität *(Finger)*. Sie sollten daher auch zur Grundimmunisierung bzw. zur regelmäßigen Boosterung durchgeführt werden.

Wichtiger Hinweis Bei Exposition sollte mit der Grundimmunisierung sofort begonnen und die simultane Immunglobulingabe mit der ersten Impfung nicht vergessen werden.

Emmerling, P. u. H. Finger: Immunologisches Reaktionsvermögen im höheren Lebensalter. Immun. u. Infekt. 1 (1973) 26

Finger, H. et al.: Tetanusimmunität im Senium. Zbl. Bakt. Hyg. I. Abt. Orig. B. 161 (1975) 188

Moulias, R.: Respective Roles of Immune and Nutritional Factors in the Priming of the Immune Response in the Elderly. Mech. Ageing Dev. 31 (1985) 123

Roberts-Thomson, J. G. et al.: Ageing, immune response, and mortality. Lancet II (1974) 368

Schwick, H. G. et al.: Alter und Blutgerinnung. In: XIII. Hamburger Symposium über Blutgerinnung, Stuttgart 1970, S. 87

Stat. Jahrbuch 1983, Todesursachen. Kohlhammer, Stuttgart 1983

Tetanus

Frage *Ein älterer Patient wird bei uns mit dem Verdacht eines Tetanus eingeliefert. Er gibt an, vor vielen Jahren zweimal gegen Wundstarrkrampf geimpft worden zu sein. Kann er trotz dieser Impfung noch an Tetanus erkranken?*

Antwort Ja, bei unvollkommener Impfung werden, allerdings selten, noch Tetanuserkrankungen beobachtet.

Erklärung Die Immunantwort auf eine Erkrankung ist unterschiedlich. Man kann aber davon ausgehen, daß es bei vorschriftsmäßiger Tetanus-Impfung im Gegensatz zu anderen Impfungen keine Impfversager gibt *(Regamey)*. Bei nicht ausreichender Immunisierung – nur eine oder zwei Impfungen – sind Tetanusfälle beschrieben worden, die teilweise sogar zum Tode führten *(Macrae)*. Deshalb ist stets auf eine vollständige Grundimmunisierung mit drei Tetanustoxoiddosen und regelmäßige Auffrischimpfungen zu achten. Grundimmunisierung: drei Impfungen im Abstand von mindestens einem Monat, Auffrischimpfung: Alle zehn Jahre oder nach fünf Jahren bei Verletzung.

Wichtiger Hinweis Die Wundstarrkrampferkrankung hinterläßt keine Immunität, wahrscheinlich weil bereits nicht-immunisierende Toxinmengen zu Erkrankungen führen *(Eckmann)*. Alle Erkrankten sind deshalb – unabhängig von der aktuellen Therapie – vollständig durchzuimpfen!
Im übrigen sollte man sich *nie* auf anamnestische Angaben des Patienten zu erfolgten Impfungen verlassen. Nur dokumentierte Impfungen zählen als sicher durchgeführt.

Eckmann, L.: Tetanus-Prophylaxe und Therapie. Schwabe u. Co., Basel/Stuttgart 1960
Macrae, J.: Tetanus. Brit. med. J. 1 (1973) 730
Regamey, R. H.: Die Tetanusschutzimpfung. In: Handbuch d. Schutzimpfungen, hrsg. von *A. Herrlich*. Springer, Berlin/Heidelberg 1965

Tetanus

Frage *Ein 45jähriger Patient zog sich gestern eine tetanusverdächtige Wunde zu. Laut Impfpaß ist er vor 15 Jahren zweimal gegen Tetanus geimpft worden, dann nie wieder, weil er bei der zweiten Impfung mit Rötung, Schwellung und starkem Schmerz am Impfort reagiert hat.*
Ich habe ihm simultan Tetanus-Impfstoff und Immunglobulin intraglutäal verabreicht. Nun hat er heute wieder eine starke Lokalreaktion an der Stelle der Impfstoff-Injektion und außerdem Fieber von 38,5° C.
1. Wie soll ich die Symptome therapieren?
2. Wie soll ich weiter vorgehen?

Antwort
1. Behandlung der Beschwerden symptomatisch mit Antipyretika/Analgetika und lokal Alkoholverbände.
2. Tetanus-Antitoxintiter bestimmen, nur bei Absinken unter 0,1 IU/ml nachimpfen. Dabei Impfstoff auf zwei Depots verteilen.

Erklärung
1. Eine mehr oder weniger starke Lokalreaktion kann Ausdruck einer Typ III-Reaktion am Impfort bei ausreichend vorhandener zellulären und humoraler Immunität sein. Diese Typ III-Reaktion ist in 10 % der Fälle von Fieber begleitet. Sie tritt typischerweise etwa 12–48 Stunden p. v. auf und hält für 1–3 Tage an. Die Beschwerden vergehen meist von selbst, so daß allenfalls eine symptomatische Behandlung erforderlich ist *(White, W. G.)*.
2. Obwohl bei einer unvollständigen Impfung mit nur zwei Impfstoffapplikationen vor mehr als 10 Jahren im allgemeinen aus Sicherheitsgründen eine vollständige Grundimmunisierung, oder wie hier mindestens zwei Tetanusimpfungen angebracht sind, ist doch in vielen Fällen noch eine boosterfähige Immunität vorhanden *(Wkly. Epidem. Rec.)*.
   Der Verlauf der Impfreaktion spricht dafür, daß ein ausreichender Schutz gegen Tetanus vorhanden ist. Eine Merthiolat- oder Natriumtimerfonat-Allergie ist unwahrscheinlich.
   Die starke Impfreaktion könnte auch darauf beruhen, daß doch mehr Tetanusimpfungen erfolgt sind, als im Impfbuch dokumentiert.
   Deshalb sollte der Tetanus-Antitoxintiter festgestellt und nur bei Absinken des Titers geboostert werden *(Korger)*.
   Wenn man den Impfstoff in solchen Fällen auf zwei Depots verteilt, ist die Reaktion im allgemeinen schwächer.

Wichtiger Hinweis Der Titer sollte in etwa sechs Monaten erneut kontrolliert werden, wenn der Booster-Effekt vergangen und das Niveaustadium eingetreten ist.

Korger, G. et al.: Tetanusimpfung – Verträglichkeit und Vermeidung von Nebenreaktionen. Klin. Wochenschr. 64 (1986) 767

White, W. G. et al.: Reactions to tetanus toxoid. J. Hyg. Camb. 71 (1973) 283

Wkly. Epidem. Rec.: Intervals between successive doses of killed vaccines: the resistence of immunological memory and implications for the expanded programme on immunization. Wkly. Epidem. Rec. 50 (1979) 388

Routineimpfungen

Frage *Mein Sohn geht für zwei Jahre in den Entwicklungsdienst. Welche Impfungen sind erforderlich?*

Antwort Vorgeschriebene Impfungen laut aktuellen WHO-Empfehlungen, die bei jedem Gesundheitsamt länderspezifisch zu erfragen sind. Dabei kommen insbesondere Gelbfieber- und Cholera-Impfung (sowie Malariaprophylaxe) in Betracht. Typhus-Impfung nicht vergessen.
Außerdem absichern: Diphtherie-, Tetanus-, Tuberkulose- und Poliomyelitis-Immunität sowie eventuell Tollwutimpfung.
Hepatitis-A-Prophylaxe (mit Standard-Immunglobulin) und Hepatitis-B-Impfung nicht vergessen.

Erklärung Die Empfehlungen sind länderspezifisch unterschiedlich und richten sich weitgehend nach der dortigen Epidemielage. Insofern ist eine gezielte Auskunft ohne Angabe eines Landes nicht möglich.
Prinzipiell kann man sich aber nach den Empfehlungen der Weltgesundheitsorganisation *(WHO)* richten, die in regelmäßigen Abständen erneuert werden und die alle wichtigen prophylaktischen Maßnahmen aufführen. Falls die Empfehlungen oder eine Übersetzung nicht in der eigenen Praxis vorhanden sind, sollten sie in jedem Gesundheitsamt, das Impftermine für Auslandsreisende durchführt, vorliegen. Gute Empfehlungen enthält auch der *Reisemedizinische Informationsdienst*, der regelmäßig aktualisiert wird.
Zusätzlich zu den dort angegebenen Maßnahmen ist daran zu denken, daß die Exposition für Erkrankungen, die bei uns bereits unter Kontrolle sind, wesentlich größer ist. Der Impfschutz gegen Tetanus und Poliomyelitis sowie die Tuberkulose-Immunität sollten überprüft und gegebenenfalls aufgefrischt werden *(Werner)*. Aus tropischen Ländern eingeschleppte Hautdiphtherie hat in letzter Zeit darauf aufmerksam gemacht, daß auch ein ausreichender Schutz gegen Diphtherie bestehen muß! Die orale Typhusimpfung sollte in jedem Fall erfolgen.
Außerdem ist zu überlegen, ob die Tollwut in dem betreffenden Land sehr verbreitet ist und ob vielleicht eine Prophylaxe bereits bei uns mit einem modernen gut verträglichen Impfstoff durchgeführt werden muß.
Das Gleiche gilt für die Hepatitis B-Impfung, da viele Entwicklungsländer zu den besonders stark durchseuchten Gebieten der Erde gehören.

Wichtiger Hinweis Immunglobulin zur Hepatitis-A-Prophylaxe sollte gerade bei einem noch jungen Menschen nicht vergessen werden. Außerdem muß die Malariaprophylaxe, die Poliomyelitis-Schluckimpfung und die orale Typhusimpfung zeitlich koordiniert werden. Das braucht Zeit, also früh genug beginnen!

Reisemedizinischer Informationsdienst: Handbuch. Centrum für Reisemedizin, Düsseldorf. Halbjährlich

Werner, G. T.: Kleine Touristik- und Tropenmedizin. Deutscher Apotheker Verlag, Stuttgart 1981

WHO: Vaccination Certificate Requirements and Health Advice for International Travel. World Health Organization, Geneva. Jährlich aktualisiert.

Routineimpfungen

Frage *Ich habe einen jungen Mann in der Praxis, den ich vor einer Reise in die Tropen durchgeimpft habe, u. a. Auffrischung gegen Polio (Schluckimpfstoff), Tetanus, Diphtherie. Er hat auch eine Gelbfieber-Impfung erhalten.*
Der junge Mann ist regelmäßiger Blutspender. Wann darf er wieder spenden?

Antwort Der längste Abstand, der eingehalten werden muß, ist der zur Polioschluckimpfung. Blutspender werden für sechs Wochen nach dieser Impfung von der Spende ausgeschlossen.
Alle anderen Abstände zur Blutspende können kürzer sein (s. unten).

Erklärung Die Richtlinien des *wissenschaftlichen Beirats* legen die Abstände für Blutspenden nach Impfungen exakt fest. Dies dient

1. zum Schutz des Empfängers vor der Übertragung von Impfviren. Hier sind selbstverständlich große Sicherheitsabstände eingebaut. Ein gutes Beispiel hierfür ist die Poliomyelitis-Lebend-Impfung.
2. zum Schutz des Spenders, der nicht die eventuell bei einer Impfreaktion vorliegenden Beschwerden durch eine Blutspende verschlimmern soll. Hierfür sind inaktivierte Impfstoffe wie Tetanus- oder Hepatitis-B-Impfung gute Beispiele.

Im einzelnen gelten in der Bundesrepublik die im folgenden dargestellten Bestimmungen zum Ausschluß von der Blutspende. Nicht gespendet werden darf nach Impfung gegen:

- Poliomyelitis (oral): sechs Wochen,
- Gelbfieber, Röteln, Masern, Mumps, FSME: drei Wochen,
- Typhus (oral): eine Woche,
- Hepatitis B, Diphtherie, Influenza, Cholera, Tetanus, Tollwut, Poliomyelitis *(Salk)*: 48 Stunden.

Warum FSME als inaktivierter Impfstoff in die Dreiwochen-Gruppe gerechnet wird, ist mir persönlich nicht klar.

Wichtiger Hinweis Wenn Ihr Patient eine Gelbfieberimpfung erhalten hat, fährt er sicher in ein Malaria-Endemie-Gebiet. Er wird nur dann während der nächsten sechs Monate zur Spende zugelassen, wenn während oder nach der Reise keine Fieberschübe aufgetreten sind.

Wissenschaftlicher Beirat der Bundesärztekammer und Bundesgesundheitsamt: Richtlinien zur Blutgruppenbestimmung und Bluttransfusion. Deutscher Ärzteverlag, Köln, Neufassung 1987

Routineimpfungen

Frage *Gerade frisch examiniert, werde ich in meinem praktischen Jahr und sicher auch in der Folgezeit in verschiedenen Kliniken arbeiten. Welche Impfungen empfehlen Sie mir?*

Antwort Überprüfen Sie Ihren Schutz gegen Kinderkrankheiten, wie Masern, Mumps, Röteln, Poliomyelitis. Frischen Sie, falls erforderlich, Diphtherie und Tuberkulose auf. Lassen Sie sich umgehend gegen Hepatitis B impfen und nehmen Sie an den Influenza-Impfungen teil.

Erklärung Die Impfungen von Personen im pflegerisch-ärztlichen Bereich dienen zwei Zwecken:

1. Schutz für den Impfling selbst,
2. Schutz für den Patienten.

Als Schutz für den Arzt selbst sind – aus Sicht eines Krankenhauses – natürlich nur Impfungen gegen solche Krankheiten erforderlich, mit denen man sich tatsächlich im Krankenhaus anstecken kann. Dazu gehören prinzipiell Kinderkrankheiten, sofern der Betroffene sie nicht nachweislich gehabt hat bzw. bereits als Kind dagegen geimpft wurde und immun ist. Man sollte das tatsächlich gründlich überprüfen, denn nicht selten hat sich eine junge, schwangere Kollegin im Krankenhaus mit Röteln angesteckt.

Tetanus steckt nicht von Mensch zu Mensch an, und daß ein Mediziner tatsächlich zur Behandlung eines tollwütigen Menschens herangezogen wird, dürfte bei uns auch zu den Seltenheiten gehören. Zudem sind auch Tollwutübertragungen von Mensch zu Mensch extrem selten.

Auch ein guter Diphtherieimpfschutz ist selbstverständlich. Die Diphtherie ist bei uns noch keineswegs ausgestorben, und der Schutz ist im Erwachsenenalter und besonders bei Krankenhauspersonal noch äußerst mangelhaft *(Allerdist)*. Gleichfalls sollte die Tuberkulintestung durchgeführt und bei negativem Befund wegen der noch immer auf Durchgangsstationen bestehenden Gefährdung geimpft werden.

Schließlich ist noch auf die wichtige Hepatits-B-Impfung hinzuweisen, die von den Ländern für Ärzte und Pflegepersonal öffentlich empfohlen ist.

Darüber hinaus ist auch das Wohl der Patienten zu bedenken. Eine ansteckende Erkrankung, wie sie die Influenza darstellt, darf nicht auf kranke Menschen übertragen werden. Hier ist der einzelne Kollege gehalten, durch regelmäßige Beteiligung an der Influenzaimpfung zum Schutz der Patienten beizutragen.

Wichtiger Hinweis Vage anamnestische Angaben der Eltern sollten als Beweis einer durchgemachten Kinderkrankheit nicht ausreichen. Im Zweifelsfall serologisch überprüfen.

Allerdist, H.: Die Immunitätslage gegenüber Diphtherie. Dtsch. med. Wschr. 106 (1981) 1737

Ständige Impfkommission des Bundesgesundheitsamtes (STIKO): Impfungen für Erwachsene und Indikationsimpfungen. Bundesgesundhbl. 10 (1988) 412

Routineimpfungen

Frage *Sind Impfungen bei alten Menschen gefährlicher als bei jungen?*

Antwort Nein. Impfungen, wie gegen Influenza oder Tetanus, werden im Alter besonders empfohlen.

Erklärung Obwohl im Alter neue Antigene oft verzögert erkannt werden und die Immunabwehr dadurch verspätet einsetzen kann, haben doch Impfungen, z. B. gegen Influenza, Tetanus und Pneumokokken auch bei alten Menschen zu einem guten Titer geführt *(Finger, Glüse, Kollaritsch)*. Darüber hinaus werden solche Impfungen oft mit Antigenen durchgeführt, deren Erkennen bereits in Memory-Zellen gespeichert ist, so daß nur noch eine Boosterung erforderlich ist. Dabei soll die Impfung gelegentlich sogar einen unspezifischen Immunreiz ausüben, so daß von einigen Autoren sogar gezielt Impfungen beispielsweise gegen Influenza oder Tuberkulose empfohlen wurden *(Kuwert, Stickl)*.
Es gibt keinerlei Hinweise dafür, daß alte Menschen Impfungen schlechter vertragen als junge.

Wichtiger Hinweis Da alte Menschen durch Influenza-Erkrankungen besonders gefährdet sind, sollte der Hausarzt auf eine regelmäßige Impfung entsprechend der Gesundheitslage bei Personen über 60 Jahre achten.

Finger, H. et al.: Tetanusimmunität im Senium. Zbl. Bakt. Hyg., I. Abt. Orig. B. 161 (1975) 188

Glüse, R.: Influenzavakzination bei alten chronisch Kranken. Z. Geront. 8 (1975) 5

Kollaritsch, H.: Impfprobleme im Alter. Vortrag beim 7. Österreichischen Geriatriekongreß. Bad Hofgastein, 1988

Kuwert, E. u. H. Stickl: Ist Vakzination im Alter riskant? Selecta 9 (1978) 792

Routineimpfungen

Frage *Wie lange muß ich warten, ehe ich nach einer Operation noch ausstehende Routineimpfungen durchführen kann?*

Antwort Sicherheitshalber möglichst sechs Wochen, bei größerer Operation und Lebendimpfstoffen länger.

Erklärung Jeder erfahrene Arzt empfiehlt ein angemessenes Intervall zwischen Operationen und Impfung einzuhalten. Empfehlungen, was als angemessen angesehen wird und ob vielleicht bestimmte Operationen unterschiedlich betrachtet werden sollten, existieren aber nicht. So ist man in dieser Frage – ähnlich wie bei der Frage, wie lange eine Rekonvaleszenz dauert – weitgehend auf seinen bisherigen Erfahrungsschatz angewiesen.
Es ist inzwischen bekannt, daß operative Eingriffe zu einer Depression der Immunabwehr führen *(WHO)*. Dabei ist nicht nur die humorale, sondern auch die zelluläre spezifische und natürliche Immunität beeinträchtigt, und die Reaktion ist neben der Art des Eingriffes auch von der durchgeführten Narkose abhängig *(Schmücker)*. In einer Studie ist die Wirkung einer Tetanus-Impfung im Zusammenhang mit verschiedenen Operationen beschrieben *(Alieff)*. Sie zeigt, daß es bei Impfung im zeitlichen Zusammenhang mit einem operativen Eingriff sowohl im Tierexperiment als auch bei Menschen zu einer verspäteten Tetanus-Antikörperbildung kommt, wobei auch niedrigere Vergleichstiter gegenüber einer nicht operierten Gruppe entstanden. Der Gipfel der Antikörperbildung trat dabei um etwa drei Tage verspätet ein.
Die schon zitierte Arbeit der *WHO* gibt die Normalisierung der Immundepression im Schnitt mit zehn Tagen, in Extremfällen bis zu einem Monat nach Operation an. Aus diesem Wissen heraus läßt sich sagen, daß (mit einer zusätzlichen Sicherheit von 14 Tagen) wenigstens bis sechs Wochen nach einer Operation – und selbstverständlich auf völlige körperliche Gesundung – mit einer Impfung gewartet werden sollte.
Da Impfungen mit lebensfähigen Erregern die Immunabwehr stärker fordern und stimulieren, wäre hier das Intervall zweckmäßigerweise länger zu wählen.

Wichtiger Hinweis Bei operativen Eingriffen an Immunorganen wie Knochenmark und Milz muß sicher ein noch längerer Abstand eingehalten werden. (Ausnahme Pneumokokkenimpfung, *s. S. 126*).
Falls Blut, Plasma oder Immunglobuline verabreicht wurden, muß mit Lebendimpfungen mindestens drei Monate gewartet werden, um das Angehen der Impfkeime nicht zu gefährden.

Alieff, A.: Der Einfluß von Operationen auf die Bildung des Tetanus-Antitoxintiters. Chirurg 46 (1975) 132

Schmücker, P. et al.: Postoperative Veränderungen des Immunsystems. Münch. med. Wschr. 124 (1982) 948

WHO: Immunodeficiency. Tech. Rep. Series 630 (1978) 71

Erwachsenenimpfungen im Zusammenhang mit schweren Erkrankungen

Poliomyelitis

Frage *Mein Patient, ein heute 40jähriger Mann, hat als Kind eine Poliomyelitis mit bleibenden Schäden durchgemacht und ist deshalb nie wieder gegen Kinderlähmung geimpft worden. Besteht ein ausreichender Schutz bei ihm oder soll ich ihn impfen?*

Antwort Er muß umgehend geimpft werden.

Erklärung Die Erkrankung in der Kindheit hat mit größter Wahrscheinlichkeit nur mit einem der drei Poliomyelitisvirus-Typen stattgefunden. Zwischen diesen besteht aber keine Kreuzimmunität, d. h. daß der Patient vielleicht nur gegen den Virus-Typ einen lebenslangen Schutz entwickelt hat, durch den er als Kind erkrankt war.

Es besteht die Gefahr, daß er bei einer Epidemie oder bei einem Auslandsaufenthalt Kontakt mit einem der beiden anderen Polio-Viren bekommt und zum zweiten Mal an einer Poliomyelitis erkrankt, was aus früheren Zeiten bekannt ist *(Bodian)*. Das wäre in diesem speziellen Fall besonders tragisch. Eine Schluckimpfung ist also angezeigt *(DVV)* und sollte mindestens zweimal erfolgen. Eine Vorimpfung mit Totimpfstoff kann erwogen werden.

Wichtiger Hinweis Die psychische Betreuung und gründliche Aufklärung solcher Patienten ist besonders wichtig, da sie begreiflicherweise vor einer Impfpoliomyelitis große Furcht haben.

Bodian, D.: Second attacks of paralytic poliomyelitis in human beings in relation to immunity virus type and virulence. Amer. J. Hyg. 54 (1951) 174

Deutsche Vereinigung zur Bekämpfung der Viruskrankheiten e. V. (DVV) Richtlinien: Schutzimpfung gegen Kinderlähmung. Dtsch. Grünes Kreuz, 1989/90

Poliomyelitis

Frage *Ich habe eine Patientin, die Salmonellenausscheiderin ist. Kann ich sie gegen Poliomyelitis impfen?*

Antwort Impfen Sie sie am besten mit Totimpfstoff *(Salk)*.

Erklärung Die Salmonellen siedeln sich vorwiegend im lymphatischen Gewebe des Ileums (*Peyer*sche Plaques), in der Gallenblase und den Gallengängen an. Auch bei der Poliomyelitis-Lebend-Impfung werden Keime verabreicht, die sich im lymphatischen Gewebe des Darmes vermehren.
Obwohl Dauerausscheider die Bakterien meist in der Gallenblase beherbergen, ist nicht auszuschließen, daß infizierte Areale auch im absteigenden Darmtrakt liegen. Zudem ist der Darm mit großen Mengen Salmonellen überschwemmt.
Wenn Sie bei einem Salmonellenausscheider eine Impfung mit dem Lebendimpfstoff gegen Poliomyelitis vornehmen, besteht daher die Gefahr, daß die Darmschranke durchbrochen wird und es zu unerwünschten Komplikationen der Schluckimpfung kommt. Obwohl es sich hier nur um weitgehend theoretische Überlegungen handelt und derartige Zwischenfälle bisher nicht berichtet wurden, läßt sich die Gefahr durch Impfung mit einem Totimpfstoff mit Sicherheit vermeiden. Impfen Sie die Patientin also mit *Salk*-Impfstoff.

Wichtiger Hinweis Vergessen Sie nicht, daß die Polioimpfung nach *Salk* im Zehnjahresrhythmus aufgefrischt werden muß.

Influenza

Frage *Darf ich einen Patienten mit Multipler Sklerose gegen Influenza impfen?*

Antwort In Epidemiezeiten: Ja.

Erklärung Rezidivierende enzephalomyelitische Symptome nach Impfungen wurden u. a. von *Miller* berichtet. In neun Fällen wurden dabei unterschiedliche Impfstoffe, teilweise in Kombination, verabreicht. Dies gab Anlaß, bei MS-Patienten, die gerade wegen ihrer Erkrankung vor interkurrenten viralen Infekten geschützt werden sollten, gezielt die Exazerbation nach Influenzaimpfung zu überprüfen. Dabei wurde festgestellt, daß diese Impfung offenbar kein nachweisbares Risiko darstellt *(Sibley, Myers, Hennessen)*. Deswegen scheint es sinnvoll, in Epidemiezeiten die Impfprophylaxe durchzuführen.

Wichtiger Hinweis Im Einzelfall kann eine Prophylaxe von »grippalen Infekten« mit Standardimmunglobulin versucht werden.

Hennessen, W. et al.: Neurologische Affektionen nach Influenza-Impfung. Nervenarzt 49 (1978) 90

Miller, H. et al.: Multiple sclerosis and vaccination. Brit. med. J. 2 (1967) 210

Myers, L. W. et al.: Swine-Influenza vaccination in multiple sclerosis. New Engl. J. Med. 1204 (1976) 1204

Sibley, W. A. et al.: Influenza vaccination in patients with multiple sclerosis. JAMA 236 (1976) 1965

Sibley, W. A. u. J. Foley: Infection and immunization in multiple sclerosis. Ann. Acad. Sci. fenn. 122 (1965) 457

Influenza (Pneumokokken, H. Influenzae B, Totimpfstoffe)

Frage *Wie kann ich bei einer 50jährigen Patientin mit Myasthenia gravis eine Influenza verhindern?*

Antwort Influenzaimpfung zur Verhütung einer Influenza; andere respiratorische Infekte eventuell durch Immunglobulin-Prophylaxe.

Erklärung Die Grundkrankheit selbst wie auch der dabei vermehrt beobachtete IgA-Mangel *(Behan)* und ein höheres Lebensalter *(Glutz)* läßt Patienten mit Myasthenia gravis besonders bei respiratorischen Infekten anfällig und gefährdet erscheinen. Deshalb sollte diesen möglichst vorgebeugt werden. Prophylaktisch schützt gegen eine Influenza nur die Impfung, die heute mit Totimpfstoffen mit den jeweils epidemiologisch relevanten Substämmen durchgeführt wird.
Selbstverständlich lassen sich hiermit nicht respiratorische Infekte durch andere Erreger verhindern. Bei Exposition – z. B. Erkrankungen innerhalb der Familie – kann eine Prophylaxe mit normalem Standardimmunglobulin versucht werden.
Im übrigen sollte die Patientin zur Verhinderung von Pneumokokken-Pneumonien eine Pneumokokkenimpfung erhalten. Auch eine Impfung gegen H. influenzae B ist erwägenswert.

Wichtiger Hinweis Auch alle anderen notwendigen Impfungen mit inaktivierten Impfstoffen sind möglich.

Behan, P. O. et al.: Decreased serum IgA in myasthenia gravis. Lancet 7959 (1976) 593

Glutz, L. et al.: Myasthenia gravis im Präsenium und Senium. Schweiz. med. Wschr. 106 (1976) 1001

Quast, U.: Grippeimpfung bei Myasthenia. Dtsch. med. Wschr. 101 (1976) 1662

Hepatitis B

Frage *Ich habe eine Sprechstundenhilfe, die in der Vergangenheit eine Hepatitis NANB durchgemacht hat. Die Leberwerte sind normal und sie fühlt sich vollkommen gesund. Kann ich sie jetzt bedenkenlos gegen Hepatitis B impfen?*

Antwort Ja.

Erklärung Bei der Hepatitis NANB handelte es sich wahrscheinlich um eine Infektion mit dem inzwischen charakterisierten Hepatitis C-Virus, ein Flavi- oder Toga-Virus. Derartige Virusinfektionen verbieten eine Impfung gegen andere Viren genausowenig, wie beispielsweise vorangegangene Epstein-Barr-, Zytomegalie- oder Röteln-Virus-Infektionen.
Es besteht keine Kontraindikation zur Impfung *(Hess)*.
Auch bei Fällen mit chronischer Hepatitis C und bleibend erhöhten Transaminasen wurden übrigens Impfungen gegen Hepatitis B erfolgreich angewendet, ohne daß vermehrt Nebenwirkungen aufgetreten sind *(Danan)*.

Wichtiger Hinweis Vier Wochen nach der letzten Impfung soll – wie immer nach der Hepatitis B-Impfung von Erwachsenen – der Titer überprüft und entsprechend die nächste Auffrischimpfung geplant werden.

Danan, G.: Persönliche Mitteilung. Service d'Hepatologie, Hôpital Beaujon, Clichy

Hess, G. u. K.-H. Meyer zum Büschenfelde: Hepatitis-B-Impfung nach Hepatitis-nonA-nonB? In: Fragen aus der Praxis, DMW 110 (1985) 1150

Hepatitis B (Influenza)

Frage *Muß ich meinen Patienten, der regelmäßig wegen eines Nierenversagens zur Dialyse geht, anders gegen Hepatitis impfen als andere Impflinge?*

Antwort Bei Dialysepatienten wird zur Hepatitis-B-Prophylaxe eine Impfung mit doppelter Dosis empfohlen. Hierfür steht auch ein spezieller, hochdosierter Impfstoff zur Verfügung. Antikörperbestimmung vier Wochen nach der letzten Impfung ist wichtig. Auffrischimpfungen sind frühzeitig erforderlich, eventuell schon bald ein bis zwei weitere Impfungen.

Erklärung Dialysepatienten sind nachweislich dem Risiko einer Hepatitis-B-Erkrankung besonders ausgesetzt, weshalb ein aktiver Schutz hier besonders wünschenswert ist. Andererseits wurde beobachtet, daß gerade Dialysepatienten wegen ihrer gestörten Immunreaktion *(Goldblum, Köhler)* nur in etwa 60 % nach einer Hepatitis-B-Impfung Antikörper entwickeln *(Müller)*, wobei der Antikörpertiter deutlich niedriger liegt als bei Normalpersonen. Die Antikörperbildung kann verbessert werden durch Applikation einer größeren Menge Antigen. Deshalb wird bei Dialyse-Patienten ein besonderer Impfstoff eingesetzt. Eine Kontrolle des erreichten Schutzes ist dringend erforderlich. Obwohl in einigen Fällen noch eine ausreichende Antikörperbildung durch weitere Impfungen erreicht werden konnte *(Bommer)*, muß damit gerechnet werden, daß ein Teil der Dialysepatienten ohne Schutz verbleibt. Dies gilt nicht nur für Dialyse-, sondern auch für präurämische Patienten. Auch bei der Influenza-Impfung, die ebenso bei Dialysepatienten durchgeführt werden sollte, liegt der erreichte Schutz meist niedriger *(Cappel)*, so daß eine weitere Impfung vier Wochen nach der ersten erwogen werden kann.

Wichtiger Hinweis Es wird empfohlen, Patienten mit absehbarem Krankheitsverlauf möglichst im frühen Stadium der Nierensuffizienz gegen Hepatitis B zu impfen. Der Anti-HBs-Titer sollte regelmäßig kontrolliert werden.

Bommer, J.: Impfung urämischer Patienten gegen Hepatitis B. Dtsch. med. Wschr. 108 (1983) 1823
Cappel, R. et al.: Impaired humoral and cell mediated immune responses in dialysed patients after influenza vaccination. Nephron 33 (1983) 21
Goldblum, S.-E. u. W.-W. Reed: Host defenses and immunologic alterations associated with chronic hemodialysis. Ann. intern. Med. 93 (1980) 597
Köhler, H. et al.: Sekundärer Immundefekt bei Niereninsuffizienz am Beispiel der Hepatitis-B-Impfung. Kl. Wochenschr. 66 (1988) 865
Müller, R. et al.: Hepatitis B-Impfung von immunsupprimierten Patienten. In: Impfung gegen Hepatitis B, hrsg. von *Deinhardt, F. u. H. Spiess*. Med. Verlagsges., Marburg 1983, S. 51

Pneumokokken (H. influenzae B)

Frage *Ich arbeite in einer großen Unfallklinik. Obwohl wir bei Unfällen mit stumpfem Bauchtrauma und Einrissen der Milz so oft wie möglich versuchen, die Milz zu erhalten, läßt sich doch eine Exstirpation nicht immer vermeiden. Wann sollte möglichst die Pneumokokkenimpfung erfolgen?*

Antwort Bald nach der Operation; nicht gerade am gleichen Tage, sondern möglichst einige Tage später.

Erklärung Es ist inzwischen nachgewiesen, daß nicht nur bei Patienten mit schweren Grunderkrankungen, die zu einer Milzexstirpation führen (wie M. *Hodgkin*, Lymphome, Sichelzell-Anämie u. ä.), sondern auch bei Patienten mit postakzidenteller Splenektomie gehäuft schwer verlaufende bakterielle Infektionen mit hoher Todesrate beobachtet werden. Zu den hier wichtigsten Erregern zählen Pneumokokken, Meningokokken und Haemophilus influenzae.

Der in der Bundesrepublik zugelassene Pneumokokkenimpfstoff enthält 23 der wichtigsten Pneumokokken-Kapselantigene und deckt damit beinahe 90 % dieser Infektionserreger ab. Bei Immungesunden, wie es die meisten Unfallverletzten sind, ist nach einmaliger Impfung mit einem hohen Schutz für mindestens fünf Jahre zu rechnen. Der Schutz tritt etwa zwei bis drei Wochen nach der Impfung ein *(ACIP)*.

Wie schon gesagt *(s. Routineimpfungen nach Operationen, S. 117)*, ist jedoch durch den Eingriff selbst *(Allieff)* und die Narkose *(Schmücker)* mit einer vorübergehenden Suppression der Immunantwort zu rechnen.

Die bessere Immunantwort wird man sicher erhalten, wenn man einige Tage nach der Operation zuwarten kann, ehe man die Impfung durchführt. Oft ist das möglich, weil der Patient sowieso für längere Zeit in der Klinik bleibt und unter Antibiotikaschutz steht. Ist dies nicht möglich, kann die Impfung auch direkt am Operationstag erfolgen.

Wichtiger Hinweis Machen Sie dem Patienten eindringlich klar, daß er sich in fünf Jahren einer Auffrischimpfung unterziehen muß.

Der erhältliche Meningokokken-Impfstoff A+C deckt leider nicht die hier gebräuchlichen Serotypen ab; einen solchen Impfstoff, z. B. gegen die bedeutsame Meningokokken-Gruppe B, gibt es leider noch nicht.

Da inzwischen ein H.-influenzae B-Impfstoff zur Verfügung steht, sollten Sie ihre splenektomierten Patienten auch hiermit impfen.

Allieff, A.: Der Einfluß von Operationen auf die Bildung des Tetanus-Antitoxins. Chirung 46 (1975) 132

Recommendations of the Immunization Practices Advisary Committee (ACIP): Pneumococcal Polysaccharide Vaccine. MMWR 38 (1989) 64

Schmücker, P. et al.: Postoperative Veränderungen des Immunsystems. Münch. med. Wschr. 124 (1982) 948

Tetanus (Routineimpfungen)

Frage *Bei einer Patientin mit M. Wilson ist wegen einer Verletzung eine Impfung gegen Tetanus erforderlich. Ist dies möglich?*

Antwort Ja.

Erklärung Impfstoffe enthalten als Konservierungsmittel meist Merthiolat oder Natriumtimerfonat – also zyklische Quecksilberverbindungen *(Ring)*. Außerdem ist als Adjuvans Aluminiumhydroxid oder Aluminiumphosphat zugesetzt *(Edelmann)*. Kupfer ist in Impfstoffen nicht enthalten.

Wichtiger Hinweis Auch Immunglobuline enthalten keine Kupferverbindungen, eine Simultanprophylaxe mit Tetanus-Immunglobulin ist also problemlos möglich.

Edelmann, R.: Vaccine adjuvants. Rev. Inf. Diseases 2 (1980) 370
Ring, J.: Allergische und pseudo-allergische Reaktionen durch Stabilisatoren und Zusatzstoffe in Proteinlösungen. Allergologie 5 (1982) 216

Routineimpfungen

Frage *Wie impfe ich Patienten mit Leber- oder Nierenschaden?*

Antwort Vorsicht mit Lebend-Impfstoffen!
Bei inaktivierten Impfstoffen Titerkontrolle und eventuell zusätzliche Impfungen. Bei Hepatitis-B-Impfung von Patienten mit schwerem Nierenschaden: Höhere Impfdosen oder Impfstoff für Dialysepatienten gleich zu Beginn der Grundimmunisierung.

Erklärung Akute Leber- oder Nierenerkrankungen sind – wie alle akuten Erkrankungen – eine Kontraindikation für Impfungen. Anders sieht es bei chronischen Leber- und Nierenschäden aus, wie sie bevorzugt ältere Patienten betreffen. Je nach Schweregrad kann die zelluläre und humorale Immunabwehr mehr oder weniger gestört sein *(Goldblum)*.
Bei Patienten, deren zelluläre Immunabwehr intakt ist und die auch nicht gehäuft zu Infekten neigen, sind Lebendimpfstoffe erlaubt. Bei inaktivierten Impfstoffen bestehen in keinem Fall Kontraindikationen, allerdings ist mit einer geringeren Antikörperbildung zu rechnen *(Cappel, Thilo)*, so daß ein Schutz nicht immer mit dem üblichen Impfschema erreicht wird. Im Einzelfall sollte der Impferfolg serologisch überprüft und gegebenenfalls nachgeimpft werden. Bei der Hepatitis B-Impfung ist bereits am Anfang die Impfstoffdosis zu verdoppeln *(Bommer)* bzw. der hochdosierte Impfstoff für Dialysepatienten anzuwenden.

Wichtiger Hinweis Bei Alkoholabusus sollen Impfungen eine schlechtere Verträglichkeit und reduzierte Wirksamkeit zeigen.

Bommer, J.: Impfung urämischer Patienten gegen Hepatitis B. Dtsch. med. Wschr. 108 (1983) 1823
Cappel, R. et al.: Impaired humoral and cell mediated immune responses in dialyzed patients after influenza vaccination. Nephron 33 (1983) 21
Goldblum, S.-E. u. W. W. Reed: Host defences and immunologic alterations associated with chronic hemodialysis. Ann. intern. Med. 93 (1980) 597
Thilo, W. et al.: Influenza-Schutzimpfung bei Probanden mit internistischem Grundleiden und alten Menschen. Dtsch. Gesundh.-Wes. 38 (1983) 71

Routineimpfungen

Frage *Ich habe eine junge Patientin mit progressiv chronischer Polyarthritis (pcP.). Wie kann ich diese Patientin impfen?*

Antwort Alle Impfungen mit Vorsicht und nur nach genauer Abwägung des Nutzens. Lebendimpfstoffe sind bei hochdosierter, langanhaltender Indometacin-Therapie relativ kontraindiziert.

Erklärung Patienten mit chronischen Erkrankungen und Beteiligung des Immunsystems, wie der pcP., können bei allen das Immunorgan fordernden Infekten oder Impfungen mit einer Reaktivierung der Erkrankung antworten. Deshalb sind Impfungen zurückhaltend zu verabreichen, und die Risiko/Nutzen-Analyse ist bei solchen Patienten besonders streng zu stellen.
Wenn möglich sollten solche Impfungen vermieden werden, die besonders zum Aufflackern von chronischen Prozessen führen können, wie etwa die Cholera-Impfung *(Stickl)*. Zudem sollten solche Impfungen nach Möglichkeit ausgelassen werden, die bekannt dafür sind, daß sie Gelenkbeschwerden herbeiführen können, wie die Röteln- oder Hepatitis B-Impfung *(Weibel, Szmuness)*. Serum-Kontrollen auf eventuell bereits vorhandene schützende Antikörper können hier vielleicht die notwendigen Impfungen bei Exposition oder vor einer Schwangerschaft erübrigen. Auch der Influenza-Impfung wird nachgesagt, daß sie gelegentlich zu Rezidiven von Gelenkbeschwerden führt, obgleich es hierzu keine einschlägigen Veröffentlichungen gibt.
Prinzipiell ist aber bei strenger Indikationsstellung keine Impfung kontraindiziert.

Wichtiger Hinweis Zusätzliche Vorsicht ist bei Patienten am Platze, die unter Indometacin-Therapie stehen, da bei ihnen eine Immundepression bestehen kann. Obwohl die vorhandenen Hinweise hierzu bisher nur spärlich sind, sollte man bei langanhaltender, hochdosierter Verabreichung mit Lebendimpfstoffen zurückhaltend sein. Hier ist also nicht der Rheumatismus an sich, sondern die Indometacin-Therapie eine relative Kontraindikation.

Maddocks, A. C.: Indomethacin and vaccination. Lancet II (1973) 210
Stickl, H. u. F. Schmid: Impfprobleme – Problemimpfungen. Deutscher Ärzteverlag, Köln 1975
Szmuness, W. et al.: Hepatitis B Vaccine. New Engl. J. Med. 303 (1980) 833
Weibel, R. E. et al.: Live rubella vaccines in adults and children. Amer. J. Dis. Child. 118 (1969) 226

Routineimpfungen

Frage *Wie impfe ich Patienten mit Psoriasis?*

Antwort Patienten mit Psoriasis im schubfreien Intervall können alle nötigen Impfungen entsprechend den Impfplänen erhalten.

Erklärung Die bei Psoriatikern nachgewiesenen Störungen der Immunregulation (speziell des T-Zellen-Systems) sind offenbar nur im Schub nachweisbar, also Folge der Erkrankung und wohl nicht deren Ursache *(Lübach)*. Im Stadium der spontanen oder medikamentösen Rückbildung der Effloreszenzen bessern sich auch die immunologischen Störungen und die Immunreaktionen dieser Patienten entsprechend denen bei Gesunden. Man sollte Psoriatikern also die notwendigen Impfungen in dieser Zeit verabreichen.

Wichtiger Hinweis Unter Kortikosteroid-Therapie keine Lebendimpfungen und ggf. Überprüfung der Antikörperspiegel nach Totimpfstoffen *(s. unter Kortikosteroid-Therapie S. 148)*!

Lübach, D.: Störungen der Immunregulation bei der Psoriasis vulgaris. Fortschr. d. Med. 98 (1980) 1343

Stickl, H. u. F. Schmid: Impfproblem – Problemimpfungen. Deutscher Ärzteverlag, Köln 1975

Routineimpfungen

Frage *Ich habe Patienten mit Myasthenia gravis, die teilweise unter Imurek stehen. Da sie gelegentlich in tropische Länder verreisen wollen, stellt sich die Frage der Reiseimpfungen. Was darf ich impfen?*

Antwort Alle Totimpfstoffe (außer Cholera), bei Lebendimpfstoffen ist eher Zurückhaltung am Platze *(s. unten)*.

Erklärung Ihre Frage betrifft die Impfung
1. bei nichtbehandelter,
2. bei behandelter Myasthenia gravis.

1. Prinzipiell gilt, daß nahezu kein Totimpfstoff bei Myasthenia kontraindiziert ist. Dies gilt insbesondere für Diphtherie-, Tetanus- und Poliomyelitis*(Salk)*-Impfstoff, aber auch für die FSME- und Tollwutimpfung, sofern sie indiziert sind.
Für die Grippe-, Pneumokokken- und H. influenzae B-Impfung besteht sogar eine besondere Indikation!
Eine gewisse Ausnahme stellt die Choleraimpfung dar. Hier handelt es sich um einen Impfstoff, der in relativ großer Menge Lipopolysaccharide enthält, die gelegentlich ruhende Prozesse aktivieren können. Es besteht also eine relative Kontraindikation. In den meisten Reiseländern besteht auch keine Impfpflicht mehr, sodaß auf die Choleraimpfung bei einer entsprechenden hygienischen Prophylaxe verzichtet werden kann.
Bei den Lebendimpfstoffen wäre vielleicht eine gewisse Zurückhaltung bei der Poliomyelitis-Schluckimpfung am Platze, weil bei Myastenia-gravis-Patienten gelegentlich ein erniedrigtes Serum-IgA gefunden wird *(Behan)*. Hier kann man sich mit der Polio*(Salk)*-Impfung weiterhelfen.
Die Typhusimpfung kann dagegen durchgeführt werden, weil sich die Impfkeime im Darm nicht vermehren.
Für eine Gelbfieberimpfung besteht keine Kontraindikation.

2. Bei einer immunsuppressiv behandelten Myastenia gilt für die Totimpfstoffe das Gleiche: Keiner ist kontraindiziert (Ausnahme Cholera). Allerdings besteht die Gefahr, daß die Impfungen zu keinem ausreichenden Schutz führen. Wenn irgend möglich, sollten also die Titer in einem angemessenen Abstand nach der Impfung kontrolliert werden. Weitere zusätzliche Impfungen können indiziert sein.

Bei einem unter Imurektherapie stehenden Patienten verbietet sich in jedem Fall eine Reise in die Tropen. Insofern stellt sich die Frage nach Gelbfieber- oder Typhusimpfung nicht.

Behan, P. O. et al.: Decreased serum IgA in myasthenia gravis. Lancet 7979 (1976) 593

Impfungen und Medikamente

Gelbfieber (Masern, Mumps, Röteln)

Frage *In der Gebrauchs- und Fachinformation von Standardimmunglobulin steht der Hinweis, daß eine Gelbfieberimpfung drei Monate nach Gabe des Gammaglobulins kontraindiziert ist. Warum?*

Antwort Weil die geringe Möglichkeit besteht, daß die Gelbfieberimpfung wirkungslos bleibt.

Erklärung Immunglobuline enthalten das normale Spektrum der Antikörper gesunder, erwachsener Plasmaspender. Deshalb ist zu befürchten, daß Viren, mit denen die Plasmaspender im Laufe ihres Lebens in Kontakt gekommen sind, wirkungslos bleiben, also »nicht angehen«. Dies gilt insbesondere für die so häufigen Virusinfektionen wie Masern, Röteln oder Mumps. Eine Impfung gegen diese Erkrankungen darf also unbedingt erst nach dem Sicherheitsabstand von drei Monaten erfolgen, wenn sie wirksam sein soll.

Etwas anders sieht es bei der Gelbfieberimpfung aus. Üblicherweise sind die Plasmaspender hiergegen nicht immun. Nun werden aber als freiwillige Plasmaspender oft gesunde Männer herangezogen. Diese sind beim Militär, besonders wenn es sich um Angehörige der US-Armee handelt, relativ häufig geimpft. Auch der zunehmende Reiseverkehr in unserem Lande führt mehr und mehr zu einer Durchimpfung der Bevölkerung. Man hat deshalb, insbesondere weil sich in entsprechenden Produkten auch gelegentlich geringe Antikörperspiegel nachweisen ließen *(Stickl)*, sicherheitshalber den Abstand zwischen Immunglobulingabe und Impfung auch für Gelbfieber mit drei Monaten festgelegt. Die Gefahr, daß eine vorzeitig erfolgte Impfung nicht angeht, ist jedoch sehr gering, da Antikörper doch sehr selten und dann auch nur in geringer Menge im Standardimmunglobulin enthalten sind.

Wichtiger Hinweis Der Abstand muß nicht bei den oral verabreichten und vorwiegend im Darmtrakt zur Wirkung kommenden Impfstoffen gegen Poliomyelitis und Typhus eingehalten werden.

Stickl, H.: Gabe von menschlichen Immunglobulin-Präparaten und Gelbfieberimpfung. Dt. Ärztebl. 86 (1989) 1477

Masern, Mumps (Röteln)

Frage *Mein kleiner Patient hat drei Tage nach einer Masern-Mumps-Impfung wegen eines Unfalls eine Bluttransfusion erhalten. Wie soll ich sicherstellen, daß er einen ausreichenden Impfschutz entwickelt hat?*

Antwort Frühestens drei Monate nach der Bluttransfusion nachimpfen.

Erklärung Normales Gammaglobulin, wie es im Vollblut enthalten ist, besitzt praktisch immer Antikörper gegen die gängigen viralen Infektionen, z. B. Masern, Röteln oder Mumps *(Gerth)*. Deshalb ist eine Neutralisation der attenuierten lebenden Viren zu erwarten. Sie können sich nicht vermehren, und es kommt daher auch zu keinem ausreichenden Antigenstimulus mit Antikörperbildung. Ein Impfschutz ist dann nicht gewährleistet.
Es ist meist einfacher und billiger, das betreffende Kind nachzuimpfen, statt nach Blutentnahme die Antikörperbildung serologisch überprüfen zu lassen.
Das Intervall zwischen einer Bluttransfusion und einer parenteralen Impfung mit Lebendvakzine sollte mindestens drei bis vier Monate *(Stickl)* betragen. Dabei versteht es sich von selbst, daß im geschilderten Fall auch weitere operative Eingriffe oder sonstige Maßnahmen lange genug vergangen und das Kind wirklich gesund sein sollte.

Wichtiger Hinweis Auch spezifische Immunglobuline, wie solche gegen Tetanus, Tollwut sowie Standard-Immunglobulin, z. B. zur Hepatitis-A-Prophylaxe, enthalten Antikörper gegen die bei uns endemischen viralen Erreger, so daß diese Überlegungen hier auch Anwendung finden.

Gerth, H.-J.: Immunglobuline nach Masern-Mumps-Impfung. Dtsch. med. Wschr. 106 (1981) 60

Stickl, H.: »Impfdurchbrüche« nach Masern-Lebendimpfung. Dtsch. Ärztebl. 79 (1976) 2441

Röteln

Frage *Eine Erstpara hat postpartal Anti-D erhalten. Sie ist bisher nicht immun gegen Röteln. Kann ich trotz dieser Immunglobulin-Gabe eine Rötelnimpfung durchführen?*

Antwort Ja, der Impferfolg sollte aber später durch Titerkontrolle überprüft werden.

Erklärung Auch heute verfügen noch über 5 % der Schwangeren über keine Rötelnantikörper *(Enders)*. In diesen Fällen ist nach den heutigen Erkenntnissen und Impfempfehlungen eine Rötelnimpfung spätestens im Wochenbett indiziert *(Welsch, Doerr)*, um wenigstens bei weiteren Schwangerschaften das Risiko einer Infektion und damit das einer Rötelnembryopathie zu vermeiden. Denn die Mehrzahl der Rötelnembryopathien wird bei Multiparae beobachtet *(Miller)*.

Allerdings ist eine Gabe von Lebendimpfstoffen nach Immunglobulin im allgemeinen kontraindiziert. Beim Anti-D handelt es sich ja ebenfalls um Immunglobulin, das neben hohen Titern gegen die Rhesusuntergruppe D alle Antikörper einer Normalbevölkerung enthält. Somit ist auch mit Antikörpern gegen Röteln zu rechnen.

Im allgemeinen ist die applizierte Menge Immunglobulin bei der Anti-D-Prophylaxe aber so gering, daß eine Beeinträchtigung des Impferfolges nur selten eintritt und die Rötelnimpfung auch nach Anti-D-Gabe durchgeführt werden sollte *(Welsch, Maroni)*.

Aus Sicherheitsgründen ist eine Titerkontrolle drei Monate p. p. zu empfehlen.

Ganz bestimmt sollte die Titerkontrolle durchgeführt werden, wenn die Dosis des Anti-D wegen größerer Einschwemmung kindlicher Erythrozyten in den mütterlichen Kreislauf erhöht werden mußte.

Wichtiger Hinweis Bei vorangegangener Bluttransfusion ist die Impfung um mindestens drei Monate zu verschieben, da sonst wegen des fraglichen Impferfolges eine Gefährdung nachgeborener Kinder möglich ist *(Watt)*.

Enders, G. u. U. Nickerl: Rötelnimpfung: Antikörperpersistenz für 14–17 Jahre und Immunstatus von Frauen ohne und mit Impfanamnese. Immun. Infekt. 16 (1988) 58

Maroni, C. u. J. Münzinger: Postpartum rubella vaccination and anti-D prophylaxis. Brit. Med. J. 541 (1975)

Miller, E. et al.: Consequences of confirmed maternal rubella at successive stages of pregnancy. Lancet II (1982) 781

Watt, R. W. u. R. B. McGucken: Failure of rubella immunization after blood transfusion: birth of congenitally infected infant. Brit. Med. J. 281 (1980) 977

Welsch, H.: Die Schutzimpfung gegen Röteln im Wochenbett. In: Viruslebendimpfungen unter Berücksichtigung der Schwangerschaft, hrsg. von *Deutsches Grünes Kreuz*, 1976 S. 103

Masern (Mumps, Röteln)

Frage *Ich habe ein eineinhalbjähriges Mädchen in meiner Praxis, das als Neugeborenes BCG geimpft wurde. Das Kind ist tuberkulosegefährdet, und ich führe deshalb regelmäßig Kontrollen durch.*

Das Kind war drei Monate nach der BCG-Impfung im Tuberkulintest eindeutig positiv, wenn auch nicht besonders stark. Jetzt erscheint es auch vollkommen gesund, sodaß ich vor vier Wochen eine Masern-Mumps-Röteln-Impfung durchgeführt habe.

Der Tuberkulintest ist heute bis 100 IU negativ. Können Sie eine Ursache erkennen?

Antwort Die Ursache der negativen Tuberkulintestung dürfte in der vorangegangenen Masern-Mumps-Röteln-Impfung zu suchen sein.

Kontrollieren Sie den Tuberkulintest noch einmal in drei bis vier Wochen.

Erklärung Es ist bekannt, daß bestimmte Erkrankungen zu einer vorübergehenden Abschwächung der Delayed Type Hypersensitivity (DTH = Überempfindlichkeit vom Typ IV) auf Recall-Antigene führen, zu denen auch das Tuberkulin gehört. Tuberkulintests sind deshalb nach vielen Infektionskrankheiten zeitweilig negativ. Zu diesen Krankheiten gehören besonders Masern, aber auch Mumps, Varizellen, infektiöse Mononukleose und Keuchhusten *(Hertl)*.

Auch nach der Masern- und Mumpsimpfung kann eine Tuberkulinanergie bestehen. Ein Tuberkulintest sollte deshalb erst sechs Wochen nach der Impfung erfolgen.

Wichtiger Hinweis Bedenken Sie aber, daß auch im Frühstadium oder bei schwerer Tuberkulose der Tuberkulintest negativ sein kann.

Hertl, M.: Tuberkulindiagnostik.
Kohlhammer, Stuttgart 1985, S. 11

Tollwut (Hepatitis B)

Frage *Am heutigen Samstag nachmittag wurde mir ein Patient mit frischer Bißverletzung durch ein tollwutverdächtiges Tier vorgestellt. In der Apotheke ist leider nur noch Tollwutimmunglobulin vorrätig.*
Kann ich mit der Behandlung mit dem Hyperimmunglobulin bereits anfangen und mit der Impfung bis Montag warten?

Antwort Nein, Sie müssen den Impfstoff noch heute heranschaffen und Impfstoff und Immunglobulin gleichzeitig applizieren.

Erklärung Das spezifische Hyperimmunglobulin ist so eingestellt, daß das applizierte Antigen, der Impfstoff, nicht neutralisiert wird und eine ausreichende Wirkung zeigen kann. Allerdings gilt dies nur, wenn beides gleichzeitig appliziert und vor allem das Immunglobulin exakt dosiert wird, d. h. nicht mehr als 20 IE/kg KG *(Cabasso)*.
Bei einer vorzeitigen Gabe des Immunglobulins ist davon auszugehen, daß hier bereits eine Resorption stattgefunden hat und die Immunantwort auf den Impfstoff dann schwächer ist, sodaß die Wirksamkeit der Impfung beeinträchtigt wird. Dies ist nicht nur eine theoretische Überlegung sondern wurde im Tiermodell nachgewiesen *(Bock)*.
Eine umgekehrte Reihenfolge – erst Impfstoff und später Immunglobulin – ist zwar wegen der verspäteten Gabe und des dadurch mangelnden Schutzes insbesondere bei kurzen Inkubationszeiten nicht zu empfehlen, schränkt aber wenigstens den Impferfolg nicht ein. Man kann also im Notfall durchaus mit der Impfung beginnen, um die Zeit bis zur Heranschaffung des Immunglobulins zu nutzen.

Wichtiger Hinweis Unabhängig von all diesen Überlegungen: Zu einer sicheren Tollwutprophylaxe gehört das gründliche Reinigen der Wunde mit Seife und Ausspülen mit reichlich Wasser. Anschließend Behandlung mit 40–70 %igem Alkohol oder quaternärer Ammoniumverbindung. Wunde nicht mit Naht versorgen, sondern nur adaptieren.
Tetanus-Impfschutz überprüfen!

Bock, H. L. u. L. Milcke-Ungeheuer: Active and passive rabies immunization: the effect of administering hyperimmune globulin before vaccine. J. Biol. Standard. 16 (1988) 67

Cabasso, V. J. et al.: Rabies immunglobulin of human origin: preparation and dosage determination in non-exposed volunteer subjects. Bull. Wld. Hlth. Org. 45 (1971) 303

Tollwut

Frage *Ich komme aus dem Entwicklungsdienst und habe dort folgendes erlebt: Ein Kind wurde von einem nachweislich tollwütigen Hund schwer gebissen und hatte eine kopfnahe Wunde. Zwei Tage nach der Verletzung erhielt das Kind eine Tollwutprophylaxe mit einem modernen Tollwutimpfstoff, die entsprechend Impfschema weitergeführt wurde. Zwei Tage nach der vierten Impfung – 16 Tage nach dem Biß – zeigte das Kind neurologische Symptome, die unter der Annahme einer Nebenwirkung auf die Impfung mit hohen Mengen von Kortikosteroiden behandelt wurden. Leider stellte sich jedoch kurz darauf heraus, daß eine Tollwut vorlag, an der das Kind nach drei Tagen verstarb. Wieso kam es zu diesem Impfversagen?*

Antwort Hier lag kein Impfversagen vor, sondern ein Behandlungsfehler.
Die Impfung erfolgte zu spät, es wurde offenbar auch kein Hyperimmunglobulin oder -serum verabreicht und zudem das Kind auch noch mit Kortikosteroiden behandelt!

Erklärung In einigen Ländern, wie z. B. Indien und Thailand, gibt es Tollwutvirusstämme die zu Erkrankungen mit sehr kurzen Inkubationszeiten führen *(Tongcharoen)*. Deshalb ist eine rechtzeitige Impfung, simultan mit Tollwutimmunserum oder -immunglobulin, so schnell wie möglich nach dem Biß unabdingbar.
Außerdem wird heute einhellig eine simultane Gabe von Tollwutimmunglobulin – wenn nur tierisches Serum vorhanden ist, Tollwutimmunserum – bei offenen Verletzungen durch tollwutverdächtige Tiere gefordert *(Bundesärztekammer)*. Ein Versäumnis dieser Maßnahme kann insbesondere bei kurzen Inkubationszeiten zu tödlichen Tollwuterkrankungen führen *(Wattanasri)*.
In diesem speziellen Fall wurde noch der Fehler begangen, daß die beginnende Tollwuterkrankung als angebliche Impfkomplikation fehlgedeutet wurde, was aus der Erfahrung mit den alten, bei uns seit Jahren nicht mehr eingesetzten Tollwutimpfstoffen mit ihren relativ häufig beobachteten Enzephalopathie-Komplikationen abgeleitet wurde.
Eine Kortikosteroid-Behandlung (oder eine andere immunsuppressive Therapie) nach einer Tollwut-Prophylaxe ist jedoch absolut kontraindiziert, weil damit die Antikörperbildung unterdrückt oder zumindest verzögert wird *(Fescharek)*.

Wichtiger Hinweis Es ist unwahrscheinlich, daß das Kind ohne Kortikosteroid-Therapie überlebt hätte, denn man muß davon ausgehen, daß auch heute noch eine einmal ausgebrochene Tollwuterkrankung zum Tode führt. Die Therapie war aber kontraindiziert und hat sicher den letalen Ausgang beschleunigt.

Bundesärztekammer: Empfehlungen zur präexpositionellen Tollwut-Prophylaxe und postexpositionellen Tollwut-Schutzbehandlung. Dt. Ärztebl. 86 (1989) 441

Fescharek, R. u. V. Franke: Dangers of immunosuppressive treatment in postexposure rabies prophylaxis. Vaccine 8 (1990) 172

Thongcharoen, P. et al.: Rabies in Thailand. In: Rabies in the Tropics, hrsg. von Kuwert, E. et al. Springer, Berlin/Heidelberg 1985

Wattanasri, S. et al.: Human rabies after late administration of human diploid cell vaccine without hyperimmune serum. Lancet, Oct. 16 (1982) 870

Typhus

Frage *Ich habe bei einem Patienten gleichzeitig Standard-Immunglobulin zur Hepatitis-A-Prophylaxe verabreicht und Typhus-Schluckimpfstoff verordnet. Ist die Impfung wirksam?*

Antwort Ja, Immunglobulingaben interferieren nicht mit dem oralen Typhusimpfstoff.

Erklärung Standard-Immunglobulin enthält keine Antikörper gegen Salmonella typhi *(Wirsing)*. Zudem wird dieses Immunglobulin auch nicht in der Mukosa des Darmes sezerniert. Die Gefahr, daß durch die gleichzeitige Gabe von normalem Immunglobulin zur Hepatitis-A-Prophylaxe eine Inaktivierung der abgeschwächten Typhusbakterien eintritt, besteht also nicht.

Wichtiger Hinweis Antibiotika und Sulfonamide (auch Malariamittel) dürfen nicht gleichzeitig mit Typhus-Lebendimpfstoff verabreicht werden *(s. nächste Frage)*.

Wirsing, C. H. et al.: Gehalt an spezifischen Antikörpern in handelsüblichen intravenös applizierbaren Gammaglobulinpräparaten. Blut 36 (1978) 211

Typhus

Frage *Bei einem Patienten, der schon in wenigen Tagen ins Ausland verreisen muß, möchte ich gleichzeitig die orale Typhusimpfung und die Malariaprophylaxe durchführen. Ist dies möglich?*

Antwort Möglichst nicht, in diesem Fall sollten Sie die Malariaprophylaxe verschieben.

Erklärung Da alle Salmonellen eine, wenn auch schwache Sulfonamid-Empfindlichkeit besitzen, ist auch die Impfung mit dem Stamm Ty 21a, der zur Herstellung des oral applizierbaren Lebendimpfstoffes benutzt wird, gleichzeitig mit einer Malariaprophylaxe nicht zu empfehlen.

Die Wirksamkeit der oralen Typhusvakzine steht und fällt nämlich mit dem Überleben der Keime *(Germanier)*. Deshalb kann eine Malariaprophylaxe, ebenso wie eine sonstige Gabe von Sulfonamiden oder Antibiotika, den Impferfolg in Frage stellen.

Eine Untersuchung *(Ambrosch)* zeigt zwar auf, daß zwischen der Typhus-Lebendimpfung und der Malariaprophylaxe keine Wechselwirkungen bestehen. Hierzu sollten aber noch ergänzende Befunde abgewartet werden.

Wichtiger Hinweis Neben der Impfung ist die beste Typhusprophylaxe strenge Hygiene sowie Verbot von unabgekochtem Wasser oder Speisen.

Ambrosch, F. et al.: Orale Typhus-Lebendimpfung. Münch. med. Wschr. 127 (1985) 775

Germanier, R.: Vaccination against cholera and typhoid fever. Behring Inst. Mitt. 71 (1982) 43

Tetanus (Diphtherie, Influenza, Tollwut etc.)

Frage *Kann ich bei einer langanhaltenden Kortikosteroid-Therapie eine Tetanus-Impfung verabreichen?*

Antwort Ja, doch sollte der Impferfolg kontrolliert werden.

Erklärung Kortikosteroide, als Dauertherapie oder mit hoher Dosierung verabreicht, führen zu Lymphopenie und unterdrückter zellulärer Immunantwort *(WHO)*, wie sie auch die absolute Höhe von Antikörperspiegeln erniedrigen können.
Aus diesen Gründen ist eine Impfung mit inaktivierten Impfstoffen aber nicht kontraindiziert *(Schär)*. Allerdings sollte der Impferfolg serologisch überprüft werden, insbesondere, wenn es sich um eine Erstimpfung handelt. Es scheint nämlich, als wenn durch die Kortikosteroid-Therapie besonders die »Erkenner«-Zellen unterdrückt werden, so daß die Erstantwort verzögert zu erwarten ist, während eine Boosterimpfung durchaus ausreichend wirksam sein kann *(Quast)*.

Wichtiger Hinweis Dies gilt natürlich nicht für Lebendimpfstoffe, die kontraindiziert sind, aber für alle inaktivierten Impfstoffe.

Quast, U.: Tetanus-Antikörperbildung bei Kortikosteroid-Therapie. Dtsch. med. Wschr. 102 (1977) 1929
Schär, M.: Schutzimpfungen bei medikamentöser Dauerbehandlung. Dtsch. med. Wschr. 100 (1975) 851
WHO: Immunodeficiency. WHO Techn. Rep. Ser. 630 (1978) 71

Tetanus (Influenza, Diphtherie etc.)

Frage *Wie kann ich meine Patienten unter Antikoagulantientherapie gegen Tetanus impfen?*

Antwort Ausnahmsweise subkutan, am besten am Oberarm.

Erklärung Prinzipiell ist gegen jede Impfung bei Patienten unter Antikoagulantientherapie nichts einzuwenden *(Schär)*, da die Immunreaktion derartiger Patienten nicht gestört ist. Es handelt sich also um ein technisches Problem, da intramuskuläre Applikationen wegen der erhöhten Blutungsgefahr kontraindiziert sind.

Die im Handel befindlichen Tetanus-Impfstoffe sind aber sämtlich Adsorbat-Impfstoffe, die laut öffentlichen Empfehlungen und Packungsbeilagen tief intramuskulär zu applizieren sind. Dies hat seine Begründung darin, daß Adsorbentien, speziell Aluminiumhydroxid, subkutan verabreicht schlecht verträglich sind und zu Granulombildung neigen *(Beck, David, Mohr)*.

Andererseits ist die Gefahr einer akuten intramuskulären Blutung nach einer notwendigen Impfung mit ihren Komplikationen sicher größer als die der ausnahmsweise subkutanen Gabe, zumal es auch noch fraglich ist, wie eine aktive Immunantwort in einem durch Blutung lädierten Gewebe abläuft.

Wichtiger Hinweis Im übrigen erscheint es zweckmäßig, bei Patienten unter Antikoagulantien-Therapie durch vollständige Grundimmunisierung und regelmäßige Auffrischung eine Gabe von Tetanus-Immunglobulin zu vermeiden, das im Zweifelsfall auch subkutan am Oberarm verabreicht werden kann, wo notfalls ein Druckverband anlegbar ist.

Bei Influenza-Impfungen weiche man zweckmäßig auf einen adsorbatfreien Impfstoff aus.

Beck, W.: Aluminiumhydroxid-Granulome nach Schutzimpfung gegen den Wundstarrkrampf. Die Medizinische 11 (1954) 363

David, D. u. B. Zehnter: Tetanusimpfung: Nebenwirkungen bei verschiedenen Impflokalisationen und Modus. Schweiz. med. Wschr. 101 (1971) 1055

Mohr, H.-J.: Die Morphologie der Impfreaktionen. In: Ärztebesprechung Gelsenkirchen v. 29. 10. 1969, hrsg. vom Gesundheitsamt Gelsenkirchen, S. 26

Schär, M.: Schutzimpfung bei medikamentöser Dauerbelastung. Dtsch. med. Wschr. 100 (1975) 851

Routineimpfungen

Frage *Welche Impfungen kann ich bei Patienten mit Langzeit-Kortikosteroid- oder Zytostatika-Therapie durchführen?*

Antwort Alle Totimpfungen;
keine Lebendimpfungen.

Erklärung Lange und hohe Kortikosteroid-Gaben oder -Dauertherapie führen zu Lymphopenie und unterdrückter zellulärer Immunität. Zytostatische Therapie kann Lymphopenie, Leukopenie sowie unterdrückte zelluläre und humorale Immunität verursachen.
Dies führt bei Exposition bekanntermaßen zu schweren Infektionen.
Auch Lebendimpfungen bei Immundefizienten können schwere Erkrankungen auslösen, wie dies in Einzelfällen berichtet wurde *(Genin, Heilmann, Gerbeaux, Davis, Feigin, Saulusbury)*.
Deshalb sind alle Lebendimpfungen kontraindiziert, eine gewisse Ausnahme bilden Varizellen-Impfungen bei Leukämie-Kindern, die aber nach Möglichkeit in der Phase der Remission und während einer Zytostatika-Pause durchgeführt werden sollten *(Just)*.
Inaktivierte Impfstoffe sind nicht kontraindiziert *(Schär)*. Dabei läßt sich die Fähigkeit zur ausreichenden Antikörperbildung, speziell bei Tetanus-Antitoxin, im Patientenserum relativ leicht feststellen. Eventuell läßt sich die Antikörperbildung durch eine zusätzliche Impfung verbessern, wie das bei Influenza-Impfungen erprobt wurde *(Gerth)*.
Gegen Poliomyelitis kann mit dem *Salk*-(Tot-)Impfstoff geimpft werden. Allerdings ist hier – wie auch bei den anderen inaktivierten Impfstoffen – besonders auf regelmäßige termingerechte Boosterung zu achten.

Wichtiger Hinweis Bei Verdacht einer Masern-, Mumps- oder Varizellen-Infektion *(Geursen)* kann man versuchen, durch hohe Gaben von Standard- oder spezifischem Immunglobulin die Erkrankung zu verhüten oder zu mitigieren.

Davis, L. E.: Chronic progressive poliomyelitis secondary to vaccination of immunodeficient child. New. Engl. J. Med. 297 (1977) 241

Feigin, R. D. et al.: Vaccine related paralytic poliomyelitis in an immunodeficient child. J. Ped. 642 (1971) 642

Genin, C. et al.: BCGite generalisée dans un déficient immunitaire mixte et grave. Arch. Franc. Ped. 34 (1977) 639

Gerbeaux, Y. et al.: BCGite des organes hématopoietique avec déficit de l'immunité à médiation cellulaire. Arch. Franc. Ped. 31 (1974) 463

Gerth, H.-J.: Impfschutz und immunsuppressive Therapie. DMW 113 (1988) 1453

Geursen, R. G.: Varizellen-Zoster-Immunglobulin. Z. Allg. Med. 59 (1983) 342

Heilmann, K. et al.: Tödlicher Verlauf einer generalisierten BCG-Histiozytose bei angeborenem Immundefekt. Dtsch. med. Wschr. 100 (1975) 2604

Just, M.: Varizellen-Impfung bei Leukämie-Kindern. Mschr. Kinderhk. 129 (1981) 71

Quast, U.: Tetanus-Antikörperbildung bei Kortikosteroid-Therapie. Dtsch. med. Wschr. 102 (1977) 1929

Saulusbury, F. T. et al.: Combined immunodeficiency and vaccine-related poliomyelitis in a child with cartilage-hair hypoplasia. J. Ped. 86 (1975) 868

Schär, M.: Schutzimpfungen bei medikamentöser Dauerbehandlung. Dtsch. med. Wschr. 100 (1975) 851

WHO: Immunodeficiency. Techn. Rep. Ser. 630 (1978) 71

Impfungen in der Schwangerschaft und Stillperiode

Poliomyelitis

Frage *Ist die Schluckimpfung bei einem Säugling, der gestillt wird, wirksam?*

Antwort In unseren Breiten: ja.

Erklärung In der Muttermilch wird sekretorisches IgA ausgeschieden, wahrscheinlich durch aktive Bildung vorzugsweise in B-Zellen des Kolostrums *(Lancet)*. Besteht bei der Mutter eine Immunität gegen Poliomyelitis, so ist verständlich, daß auch Poliomyelitis-IgA-Antikörper durch die Milch in den Magen-Darm-Trakt des Säuglings gelangen können.

Allerdings ist diese Antikörperübertragung nur bedeutsam bei Neugeborenen, die das sehr zellreiche Kolostrum erhalten.

Dazu kommt, daß auch Serumantikörperspiegel bei Müttern unserer Breiten, die heute meist nur noch mit dem Impfvirus in Kontakt kommen, deutlich niedriger sind als bei Müttern in Endemiegebieten mit Wildviruskontakt *(Höhne)*.

Die Impfung gegen Kinderlähmung erfolgt bei uns ab dem dritten Lebensmonat, zu einer Zeit, in der Antikörper in der reifen Muttermilch zu vernachlässigen sind. In retro- und prospektiven Untersuchungen konnte deshalb auch nachgewiesen werden, daß bei uns das Stillen keinen Einfluß auf die Wirksamkeit der oralen Immunisierung gegen Poliomyelitis hat *(Deforest, John)*.

Bei Neugeborenen in Entwicklungsländern soll vor und nach der Impfung eine Stillpause von drei bis sechs Stunden eingehalten werden. Außerdem wird zur Absicherung des Impfeffektes eine vierte Polioschluckimpfung bei diesen Kindern durchgeführt, d. h. erste Impfung direkt nach der Geburt, weitere Impfungen mit sechs, zehn und 14 Wochen (EPI).

Welsh bringt die Empfehlungen zur Stillpause auf einen kurzen Nenner:

- Säuglinge älter als sechs Wochen: unnötig
- Neugeborene in entwickelten Ländern: wünschenswert
- Neugeborene in Entwicklungsländern: sehr wünschenswert.

Deforest, A. et al.: The effect of breast-feeding on antibody response of infants to trivalent oral poliovirus vaccine. J. Pediat. 83 (1973) 93

Höhne, E. u. W. Ehrengut: Immunitätslage von Müttern und ihren Neugeborenen gegenüber der Poliomyelitis. Dtsch. med. Wschr. 107 (1982) 1804

John, J. et al.: Effect of breast-feeding on seroresponse of infants to oral poliovirus-vaccination. Pediatrics 57 (1976) 47

Lancet: Oral immunization and antibodies in milk. The Lancet 7950 (1976) 77

Welsh, J. u. J. T. May: Breast-feeding and trivalent oral polio vaccine reply. J. Pediat. 95 (1979) 333

World Health Organization: Expanded Programme on Immunization (EPI). Geneva, regelmäßig aktualisierte Empfehlungen

Masern (Mumps, Röteln)

Frage *Eine junge Mutter stillt ihr 15 Monate altes Kind noch.*
1. *Kann ich das Kind gegen Masern (Mumps, Röteln) impfen?*
2. *Muß ich die Serokonversion überprüfen?*
3. *Oder soll ich später noch einmal nachimpfen?*

Antwort
1. Ja
2. Nein
3. Nein

Erklärung Die Muttermilch enthält sekretorisches IgA, das neutralisierend auf virale Erreger des Magen-Darm-Traktes beim Neugeborenen wirkt. Eine Resorption im kindlichen Magen-Darm-Trakt findet nur in der frühen Neugeborenenperiode statt *(Ogra)*.
Diese oral verabreichten Antikörper können deshalb nicht das parenteral applizierte und sich vorwiegend in den Lymphknoten vermehrende attenuierte Masernvirus beeinträchtigen.
Darüber hinaus sinkt der IgA-Spiegel der Muttermilch sehr schnell ab *(Welsh)*, so daß für oral zugeführte Antigene nach 15 Monaten kein Einfluß mehr zu erwarten ist.
Gegen eine Impfung mit Masern- (Mumps-, Röteln-) Impfstoffen ist also nichts einzuwenden. Da die Wirksamkeit durch das Stillen nicht beeinträchtigt ist, ist selbstverständlich auch aus diesem Grunde keine Antikörperkontrolle oder gar Nachimpfung erforderlich.

Wichtiger Hinweis Auch die Schluckimpfung mit Poliomyelitis-Impfstoff ist wirksam, sofern sie dem bei uns empfohlenen Impfplan folgt *(s. vorangegangene Seite)*.

Ogra, S. S. et al.: Immunologic aspects of human colostrum and milk. J. Immunol. 119 (1977) 245

Welsh, J. K. u. J. T. May: Anti-infective properties in breast milk. J. Pediat. 94 (1979) 1

Röteln (Masern, Mumps)

Frage *Kann ich das Kind einer nicht-immunen Schwangeren gegen Röteln impfen?*

Antwort Ja.

Erklärung Das Röteln-Virus wird zwar beim Impfling im Nasen-Rachenraum nachgewiesen *(Meyer)*. Trotzdem wird es nicht auf Kontaktpersonen übertragen *(Halstead, Weibel)*, auch nicht auf empfängliche Schwangere *(Scott)*.

Der Grund für die abgeschwächte Infektiosität des Virus wird zum einen in der Attenuierung selbst gesehen, die eine Infektion über den Respirationstrakt nicht mehr gestattet, zum anderen ist die Virusausscheidung nur von sehr kurzer Dauer und gering *(Weibel)*.

Ganz unabhängig davon ist auch bis heute noch nie eine Embryopathie durch Röteln-Impfviren beobachtet worden *(CDC)*, was auch zu der Konsequenz geführt hat, daß man bei unbeabsichtigter Impfung in der Schwangerschaft keine Interruptio mehr empfiehlt *(Bundesärztekammer)*.

Wichtiger Hinweis Auch Masern- und Mumps-Impfung führen zu keiner Kontaktinfektion.

Masern- und Mumps-Impfung bei der Schwangeren selbst sind allerdings absolut kontraindiziert.

Bundesärztekammer: Stellungnahme des Wiss. Beirates zur Röteln-Impfung in der Schwangerschaft. Dtsch. Ärztebl. 82 (1985) 417

Centre for disease control (CDC): Rubella vaccination during pregnancy. Morb. Mort. Weekly Rep. 38 (1989) 289

Halstead, S. B. u. A. R. Diwan: Failure to transmit rubella virus vaccine. JAMA 215 (1971) 634

Meyer, H. M. u. P. D. Parkmann: Rubella vaccination. JAMA 215 (1971) 613

Scott, H. D. u. E. B. Byrne: Exposure of susceptible pregnant woman to rubella vaccines. JAMA 215 (1971) 609

Weibel, R. E. et al.: Live attenuated rubella virus vaccine prepared in duck embryo cell culture. JAMA 205 (1968) 554

Röteln

Frage *Kann ich eine Mutter, die gegen Röteln geimpft ist, stillen lassen?*

Antwort Ja.

Erklärung Das attenuierte Röteln-Virus wird beim Impfling im Nasen-Rachenraum *(Meyer)* oder auch in der Muttermilch gelegentlich nachgewiesen *(Brimovici-Klien)*. Trotzdem hat das Impfvirus keine Infektiosität mehr, wie in wiederholten Studien nachgewiesen wurde *(Scott, Meyer, Halstead, Weibel)*. Die einzige kasuistische Publikation einer fraglichen Infektion eines Neugeborenen durch seine stillende Mutter *(Landes)* steht im Gegensatz zu den seit 20 Jahren problemlosen Impfungen, bei denen eine Erkrankung durch übertragenes Impfvirus nicht beobachtet wurde.
Deshalb wird die Impfung post partum bei nichtimmunen Müttern nachdrücklich empfohlen *(Welsch, STIKO)*, um eine Embryopathie bei den nachgeborenen Kindern zu verhüten.

Wichtiger Hinweis Besser als jede Impfung p. p. ist die frühzeitige Aufklärung und Impfung junger Frauen vor einer geplanten Schwangerschaft, eine wichtige Aufgabe jeden Arztes!

Brimovici-Klien, E. et al.: Isolation of rubella virus in milk after post partum immunization. J. Pediat. 91 (1977) 939

Halstead, S. B. u. A. R. Diwan: Failure to transmit rubella virus vaccine. JAMA 215 (1971) 634

Landes, R. D. et al.: Neonatal rubella following post-partum maternal immunization. J. Pediat. 97 (1980) 465

Meyer, H. M. u. P. D. Parkmann: Rubella vaccination. JAMA 215 (1971) 613

Scott, H. D. u. E. B. Byrine: Exposure of susceptible pregnant women to rubella vaccines. JAMA 215 (1971) 609

Ständige Impfkommission des Bundesgesundheitsamtes (STIKO): Impfungen für Erwachsene. Bundesgesundheitsbl. 26 (1983) 130

Weibel, R. E. et al.: Live attenuated rubella virus vaccine prepared in duck embryo cell culture. JAMA 205 (1968) 554

Tollwut

Frage *Kann ich eine Schwangere gegen Tollwut impfen?*

Antwort Ja. Besonders, wenn ein moderner Impfstoff verwendet wird.

Erklärung Die Entscheidung, ob eine Tollwut-Impfung indiziert ist, hängt einzig und allein vom Grad der Exposition ab. Da auch heute noch die Tollwut eine Letalität von 100 % aufweist, stellt bei gegebener Indikation eine Schwangerschaft keine Einschränkung dieser Indikation dar *(Ehrengut)*. Aus theoretischer Sicht sind bei dem gutverträglichen, auf humanen diploiden Zellen gezüchteten Totimpfstoff auch keine Auswirkungen auf den Fetus zu erwarten. Trotzdem können aus ethischen Gründen selbstverständlich keine gezielten klinischen Prüfungen bei Schwangeren durchgeführt werden. Inzwischen liegen auch die ersten Publikationen über Impfungen mit modernen Tollwutimpfstoffen bei Schwangeren vor, die die theoretischen Überlegungen zur Unschädlichkeit der Impfung für das Ungeborene bestätigen *(Chutivongse, Fescharek)*. Eine Indikation zur Interruptio besteht also sicher nicht.

Wichtiger Hinweis Auch die Simultanprophylaxe mit humanem Tollwut-Immunglobulin, die bei jeder Exposition indiziert ist, ist selbstverständlich möglich.

Chutivongse, S. u. H. Wilde: Postexposure rabies vaccination during pregnancy: Experience with 21 patients. Vaccine 7 (1989) 546

Ehrengut, W.: Schutzimpfungen bei Schwangeren. Med. Kl. 77 (1982) 204

Fescharek, R. et al.: Postexposure rabies vaccination during pregnancy: Experience from postmarketing surveillance with 16 patients. Vaccine 8 (1990) 409

Stickl, H.: Impfungen in der Schwangerschaft. Forum d. Prakt. u. Allg. Arztes 24 (1985) 10

Hepatitis B

Frage *Eine Gravida mens VIII wird bei uns stationär wegen einer frischen Hepatitis B behandelt. Die Schwangerschaft verläuft bisher normal.*

1. Ist bei dem Neugeborenen eine Fetopathie zu befürchten?
2. Wie sollte eine Prophylaxe betrieben werden?

Antwort
1. Eine intrauterine Schädigung des Kindes ist nicht zu befürchten.
2. Das Neugeborene soll sofort aktiv/passiv immunisiert werden.

Erklärung Das Hepatitis-B-Virus wird meist erst perinatal übertragen, so daß eine angeborene Hepatitis B nicht zu erwarten ist. Allerdings tritt ohne Prophylaxe bei dem Neugeborenen in 90 % der Fälle eine Infektion ein *(Thomssen)*.
Deshalb ist die postpartale Prophylaxe erforderlich *(Mutterschafts-Richtlinien)*, wobei nach sofortiger simultaner Anwendung von Impfstoff und Hepatitis-B-Immunglobulin mit einem ausreichenden Schutz zu rechnen ist *(Beasly)*.
Das Immunglobulin muß exakt dosiert werden, um einerseits für die nächsten Wochen passiv Schutz zu bieten, andererseits die aktive Antikörperbildung nicht zu unterdrücken.

Wichtiger Hinweis Nicht nur das Neugeborene, sondern auch die anderen engen Familienangehörigen der Patientin müssen umgehend untersucht und gegebenenfalls aktiv/passiv immunisiert werden.

Beasley, R. P. et al.: Prevention of perinatally transmitted hepatitis B virus infections with hepatitis B immuneglobulin and hepatitis B vaccine. Lancet III (1983) 1099

Kassenärztl. Bundesvereinigung: Richtlinien des Bundesausschusses der Ärzte und Krankenkassen. *(Mutterschafts-Richtlinien)*. Dtsch. Ärztebl. 83 (1986) 713

Thomssen, R. et al.: Diagnostik und Prävention prä- und perinataler Hepatitis B-Infektionen. In: Der pränatale und perinatale Virusinfekt, hrsg. von *H. Spiess*. Med. Verlagsges., Marburg, 1981

Cholera

Frage *Darf ich eine Schwangere gegen Cholera impfen?*

Antwort Falls unbedingt erforderlich: Ja.

Erklärung Die in den inaktivierten Bakterien immunogen wirkenden Lipopolysaccharide führen gelegentlich zu stärkeren individuellen Reaktionen. Neben Allgemeinreaktionen können auch in seltenen Fällen gastrointestinale Beschwerden mit Kontraktionen der glatten Muskulatur auftreten. Obwohl der Impfstoff als inaktivierte Vakzine nicht zu Embryo- oder Fetopathien führt, ist wegen der – wenn auch geringen – Gefahr einer Auslösung eines Abortes die Cholera-Impfung nur in unvermeidbaren Fällen durchzuführen *(Niesen, Günther)*.
Bei Auffrischimpfungen ist die von der *WHO* vorgeschlagenen Gabe von 0,1 ml intrakutan zu erwägen *(Ehrengut)*.

Wichtiger Hinweis Eine versehentlich während einer Schwangerschaft applizierte Cholera-Impfung ist keine Indikation für eine Interruptio!

Ehrengut, W.: Schutzimpfungen bei Schwangeren. Med. Klin. 77 (1982) 204

Günther, O.: In: Handbuch der Schutzimpfungen, hrsg. von *A. Herrlich*. Springer, Berlin/Heidelberg 1965

Niesen, M. u. R. Scheier: Infektionsprophylaxe während der Schwangerschaft. Dtsch. Ärztebl. 77 (1980) 2605

Tetanus (und Tetanus-Immunglobulin)

Frage *Ist eine Impfung gegen Tetanus in der Schwangerschaft erlaubt?*

Antwort Ja, auch als Simultanprophylaxe.

Erklärung Die antigen wirkende Substanz im Impfstoff gegen Wundstarrkrampf ist Tetanus-Toxoid. Es handelt sich also nicht um einen Lebendimpfstoff. Tot- und Toxoid-Impfstoffe führen nach heutigen Erfahrungen nicht zu Embryopathien und können – bis auf wenige Ausnahmen *(s. Cholera)* – während der Schwangerschaft komplikationslos verabreicht werden *(Ehrengut, Niesen)*.
Es wird sogar in Entwicklungsländern gefordert, derartige Impfungen zum Schutze vor Tetanus neonatorum bei allen Müttern während der Schwangerschaft durchzuführen *(Hardegree, WHO)*.

Wichtiger Hinweis Bei notwendiger Simultanprophylaxe mit Tetanus-Immunglobulin besteht ebenfalls keine Kontraindikation.
Beim Tetanus-Immunglobulin handelt es sich um ein homologes Gammaglobulin mit hohen Antitoxin-Titern. Homologe Gammaglobuline führen nicht zu Embryo- oder Fetopathien.

Hardegree, M. C. et al.: Immunization against neonatal tetanus in New Guinea. Bull. WHO 43 (1970) 439
Niesen, M. u. R. Scheier: Infektionsprophylaxe während der Schwangerschaft. Dtsch. Ärztebl. 77 (1980) 2605
Stickl, H.: Impfungen in der Schwangerschaft. Forum d. Prakt. u. Allgemein-Arztes 24 (1985) 10
WHO: Guidelines for the prevention of tetanus. WHO Chronicle 30 (1976) 201

Routineimpfungen

Frage *Welche Impfungen kann ich bei einer Schwangeren durchführen?*

Antwort Tetanus, Influenza, Tollwut;
falls erforderlich Diphtherie, Polio, Hepatitis B;
falls unbedingt erforderlich Cholera, Gelbfieber.

Erklärung Influenza- und Tetanus-Impfungen werden in der Schwangerschaft empfohlen *(Ehrengut)*. Auch andere Impfungen mit inaktivierten Impfstoffen sind prinzipiell in der Schwangerschaft möglich. Eine Ausnahme stellt die Cholera-Impfung dar, die wegen der Gefahr von Uteruskontraktionen vermieden werden sollte, selbst aber keine Embryopathien verursacht *(s. S. 158)*.

Impfungen mit Lebendimpfstoffen sind in der Schwangerschaft kontraindiziert.

Die Schluckimpfung gegen Poliomyelitis kann aber durchgeführt werden, weil sich das Virus nur im Darm vermehrt. Sie sollte jedoch nicht kurz vor der Entbindung erfolgen wegen der unnötigen zusätzlichen Belastung für die Gravidität und der Gefahr von Kontaktinfektionen im Krankenhaus *(Niesen)*.

Das gleiche gilt für die Impfung mit Typhus-Lebend-Impfstoff, der auch oral verabreicht wird und zu keiner Bakteriämie führt.

Auch eine Gelbfieber-Impfung kann, wenn sich die Reise in das Epidemiegebiet nicht vermeiden läßt, durchgeführt werden, allerdings möglichst nach dem ersten Trimenon *(Ehrengut)*.

Die Auffassung *Stickls*, auf Abenteuerreisen während der Schwangerschaft zu verzichten, kann in diesem Zusammenhang nur nachhaltig unterstützt werden.

Im übrigen sei verwiesen auf *Tabelle 9, Seite 36*.

Wichtiger Hinweis Selbstverständlich ist auch gegen eine Simultanprophylaxe mit spezifischen Immunglobulinen, z. B. Tetanus- oder Tollwutprophylaxe, nichts einzuwenden, da es sich dabei um menschliche Gammaglobuline handelt, die keine Embryo- oder Fetopathie verursachen.

Ehrengut, W.: Schutzimpfungen in der Schwangerschaft. Dtsch. med. Wschr. 87 (1972) 1307

Ehrengut, W.: Schutzimpfungen bei Schwangeren. Med. Klin. 77 (1982) 204

Niesen, M. u. R. Scheier: Infektionsprophylaxe während der Schwangerschaft. Dtsch. Ärztebl. 77 (1980) 2605

Niesen, M. u. R. Scheier: Infektionsschutz in der Schwangerschaft. Gynäkologie 10 (1977) 211

Stickl, H.: Impfungen in der Schwangerschaft. Forum d. Praktischen und Allgemein-Arztes 24 (1985) 10

Impfungen bei Allergien

Masern (Mumps, Röteln)

Frage *Ist eine Masern-Impfung bei endogenem Ekzem möglich?*

Antwort Ja.
Die Impfung sollte möglichst im schubfreien Intervall erfolgen. Keinesfalls darf während einer Kortikosteroid-Therapie geimpft werden.

Erklärung Gerade Kinder mit endogenem Ekzem können durch exanthematische Erkrankungen wegen der möglichen Superinfektion besonders gefährdet sein. Auch liegt bei Allergikern gehäuft ein IgA-Mangel vor *(Morell)*, der die Ausbreitung von über den Nasen-Rachenraum eindringenden Viren theoretisch besonders begünstigen kann. Bei einem Kontagionsindex der Masern von 99 % *(Jawetz)* ist es sehr wahrscheinlich, daß jedes Kind bei Masern-Erstkontakt infiziert wird. Schon deshalb erscheint es günstig, diesen Erstkontakt durch eine attenuierte Impfstoff-Gabe möglichst frühzeitig herbeizuführen. Man sollte aber eine Zeit wählen, in der das Ekzem relativ blande auftritt.
Bei einer manchmal auftretenden Exazerbation des Ekzems nach der Impfung sollte man sich vor Augen halten, in wieviel stärkerem Maße das Kind durch eine Wildvirusinfektion hätte belastet werden können.
Lebendimpfstoffe dürfen allerdings keinesfalls gleichzeitig mit Kortikosteroiden verabreicht werden *(Schär)*, da sonst durch die verzögerte Abwehrreaktion eine unkontrollierte Virusvermehrung eintreten und das Kind ernsthaft gefährdet werden kann.

Wichtiger Hinweis Diese Überlegungen gelten prinzipiell auch für die Mumps- und Röteln-Impfung. Der niedrigere Kontagionsindex von Mumps und Röteln allerdings gestattet bei Kindern mit schwerem Ekzem ein längeres Abwarten des geeigneten Impfzeitpunktes.

Barandun, S.: Prophylaxe und Therapie mit Gammaglobulin, II. Teil. Schweiz. med. Wschr. 106 (1976) 580

Ehrengut, W.: Schutzimpfungen bei Allergikern. Med. Klin. 68 (1973) 939, 972

Jawetz, E. et al.: Medizinische Mikrobiologie. Springer, Berlin, Heidelberg u. a. 1980, S. 603

Morell, A.: Selektiver IgA-Mangel: Fragen aus der Praxis. Dtsch. med. Wschr. 101 (1976) 93

Schär, M.: Schutzimpfungen bei medikamentöser Dauerbelastung. Dtsch. med. Wschr. 100 (1975) 851

Stickl, H.: Hautkrankheiten und Schutzimpfungen. Derm. Mitt. 23 (1975) 376

Weber, G. et al.: Indikationen und Kontraindikationen für Schutzimpfungen bei Hautkrankheiten. Dtsch. Ärztebl. 69 (1972) 3216

Tetanus (Routineimpfungen)

Frage *Ich bekomme jetzt ein polyallergisches Kind mit endogenem Ekzem in Behandlung, das durch Schrunden und aufgekratzte Haut einer ständigen Infektionsgefahr ausgesetzt ist. Es wurde wegen seines Ekzems bisher nicht geimpft. Kann ich das Kind gegen Tetanus impfen?*

Antwort Sie können nicht nur, Sie sollten!

Erklärung Obwohl bei Allergikern gelegentlich Impfungen mit einer etwas schlechteren Verträglichkeit ablaufen als bei Normalpersonen, sollten sie doch gerade wegen ihrer Erkrankung und – wie bei Ihrem Patienten – ihrer Disposition zu tiefen Schrunden mit Gefahr einer Tetanus-Infektion den gängigen Impfungen unterzogen werden.
Man wird selbstverständlich versuchen, ein weitgehend beschwerdefreies Intervall zur Impfung auszunutzen. Wo dies aber nicht möglich ist, besteht dennoch normalerweise keine Kontraindikation zur Impfung. Kinder mit Allergien wurden entsprechend auch erfolgreich z. B. gegen Masern, Mumps und Röteln geimpft *(Juntunen-Backmann)*.
Für die Regel, Allergiker normal durchzuimpfen, gibt es zwei Ausnahmen:

1. Es darf keine gleichzeitige Gabe von hochdosierten Kortikosteroiden *(s. S. 148)* erfolgen.
2. Der Patient sollte nicht gegen einen Bestandteil des verwendeten Impfstoffes hochallergisch sein.

Folgende Bestandteile können in geringen Mengen in Impfstoffen enthalten sein, je nach Impfstoff unterschiedlich:

- Konservierungsmittel: Na-Merthiolat, Na-Timerfonat,
- Adsorbens: Aluminiumhydroxid, -phosphat,
- herstellungsbedingt: Reste von Formaldehyd, Phenol,
  Reste von Ovalbumin (?)
  Reste von Antibiotika, z. B. Neomycin, Streptomycin, Tetracyclin

Dabei befindet sich selbstverständlich nie ein Konservierungsmittel oder Formaldehyd bzw. Phenol in einem Lebendimpfstoff. Die genannten Antibiotika sind, wenn überhaupt, eventuell in Virusimpfstoffen vorhanden.

Wichtiger Hinweis Es empfiehlt sich (nicht nur vor dem Impfen von Allergikern!) die Packungsbeilagen, noch besser die Fachinformationen, des betreffenden Impfstoffes zu lesen. Außer zu den im

Impfstoff enthaltenen Hilfsstoffen erfährt man meist auch weitere aktuelle Einzelheiten zu Indikation, Applikation, Kontraindikation und dergleichen.
Außerdem sollte Ihr oben genannter Patient schleunigst alle ihm fehlenden Impfungen erhalten, nicht nur die Tetanusimpfung.

Juntunen-Bachmann, K. et al.: Safe Immunization of Allergic Children Against Measles, Mumps, and Rubella. AJDC 141 (1987) 1103

Masern, Mumps (FSME, Influenza, Gelbfieber)

Frage *Darf ich ein Kind mit nachgewiesener alimentärer Hühnerei-Allergie gegen Masern und Mumps impfen?*

Antwort Ja.
Nur bei anaphylaktischer Reaktionsbereitschaft nach Einnahme von Hühnereiern (Asthma, schwere Hypotonie, Schockzustand) kann sicherheitshalber auf einen auf humanen diploiden Zellen gezüchteten Impfstoff ausgewichen werden.

Erklärung Masern- und Mumpsimpfstoffe werden auf Hühnerfibroblasten gezüchtet, die ein völlig anderes Protein darstellen, als Ovalbumin. Es gibt neuere Untersuchungen, die bei schweren Hühnereiallergikern positive Hauttests auf einen auf Hühnerfibroblasten gezüchteten Impfstoff zeigten *(Lavi)*. Diese Kinder haben jedoch später die Impfung (teilweise in fraktionierter Gabe) komplikationslos vertragen.
Es gibt aber inzwischen ganz klare Empfehlungen, daß eine alimentäre Hühnerei-Allergie nicht als Kontraindikation für Impfstoffe gilt, die auf Hühnerfibroblasten gezüchtet wurden *(EPI, Beratergruppe für Impffragen)*.
Um die vielleicht doch theoretische Möglichkeit einer Kreuzimmunität mit Reaktion zu minimieren, kann man bei Patienten mit schwerer Anaphylaxie auf Hühnereier sicherheitshalber auf einen auf humanen diploiden Zellen gezüchteten Impfstoff ausweichen.

Wichtiger Hinweis Influenza- und Gelbfieber-Impfstoff sind auf Hühnerembryonen gezüchtet. Hier ist die Kontraindikation bei Hühnerei-Allergie wesentlich strenger zu stellen.

Beratergruppe für Impffragen der Staatl. Hygieneinspektion des Ministeriums für Gesundheits- und Sozialwesen der DDR: Empfehlungen für Impfärzte, 1990
Expanded Programme on Immunization (EPI): Contra-indications for vaccines used in EPI. Wkly. epid. rec. 63 (1988) 279
Lavi, S. et al.: Administration of Measles, Mumps, and Rubella Virus Vaccine (Live) to Egg-Allergic Children. JAMA 263 (1990) 269

Tetanus (Routineimpfungen)

Frage *Ich muß einen Patienten, bei dem gerade eine Desensibilisierung wegen Heuschnupfens durchgeführt wird, gegen Tetanus impfen. Ist das möglich?*

Antwort Ja, insbesondere wenn eine Impfung nach Exposition nötig ist, ist eine Desensibilisierung keine Kontraindikation. Wenn genügend Zeit verfügbar ist, kann ein Intervall zwischen der Desensibilisierung und der Impfung sowie umgekehrt von 1–2 Wochen eingeschoben werden. Die Erhöhung der Allergendosis nach der Impfung ist zu vermeiden.

Erklärung Bei Allergikern verlaufen fast immer Impfungen mit einer stärkeren Impfreaktion als bei Normalpersonen *(Stickl)*. Andererseits waren aber Impfungen bei allergischen Kindern nicht mit schweren Impfkomplikationen behaftet *(Juntunen-Backmann)*.

Deshalb sollte man alles vermeiden, was diesen immunologischen Vorgang noch weiterhin beeinträchtigen kann. Hierzu gehören mit Sicherheit Hyposensibilisierungsmaßnahmen, obwohl unseres Wissens keine Daten vorliegen, daß tatsächlich Wechselwirkungen auftreten.

Trotzdem empfiehlt *Ehrengut* einen Abstand von einer Woche zwischen den beiden Maßnahmen einzuhalten, weil es sicher sinnvoll ist, die ohnehin vom einzelnen nicht immer gut tolerierte und das Immunsystem fordernde Desensibilisierung noch weiterhin zu belasten. Deshalb sollte die Desensibilisierungsdosis bzw. -konzentration nach der Impfung auch nicht umgehend erhöht werden.

Andererseits hat gerade die gute Verträglichkeit der Kombinationsimpfstoffe gezeigt, daß das menschliche Immunsystem durchaus in der Lage ist, gleichzeitig auf mehrere Antigenreize angemessen zu reagieren, so daß allzu große Vorsicht sicher nicht erforderlich ist.

Wichtiger Hinweis Es ist aber wahrscheinlich sinnvoll, nicht gerade in die Impfreaktion nach einer Lebendimpfung hinein zu desensibilisieren.

Ehrengut, W.: Schutzimpfungen bei Allergikern. Med. Klinik 68 (1973) 972

Juntunen-Backmann, K. et al.: Safe Immunization of Allergic Children Against Measles, Mumps, and Rubella. AJDC 141 (1987) 1103

Stickl, H. u. F. Schmid: Impfprobleme – Problemimpfungen. Deutscher Ärzte-Verlag, Köln, 1975, S. 117

Routineimpfungen

Frage *Bei meinem Patienten besteht eine Allergie gegen Quecksilberverbindungen.*
Kann diese Allergie bei Impfungen eventuell eine Rolle spielen?

Antwort Ja, nahezu alle inaktivierten Impfstoffe enthalten Konservierungsmittel in Form von Quecksilberderivaten. Mit verstärkten Lokalreaktionen ist zu rechnen.
Lebendimpfstoffe enthalten keine Konservierungsmittel.

Erklärung Nahezu alle inaktivierten Impfstoffe enthalten Merthiolat oder Natriumtimerfonat *(Ring)*, also eine zyklische Quecksilberverbindung als Konservierungsmittel. Allergische Reaktionen auf diese Verbindungen sind bei uns ausgesprochen selten, aber sie werden beobachtet *(Lindemayr)*. Dabei sollen auch Kreuzallergien vorkommen, auch zu anorganischen Quecksilberverbindungen *(v. Mayenburg)*.
Meist handelt es sich bei den beobachteten Reaktionen nur um lokale Allergien am Impfort *(Förström)* wohl im Sinne von Kontaktallergien bzw. Typ IV-Reaktionen. Positive Hauttestungen auf Merthiolat sind dabei nicht entscheidend, besonders wenn auf exakte intramuskuläre Impfung geachtet wird *(Hansson)*. Daher ist die Impffähigkeit nur bedingt eingeschränkt *(Jakobs)*.
Gelegentlich wird auch Fieber beobachtet, während generalisierte Hautreaktionen ausgesprochen selten sind.
Im Einzelfall richtet sich die Entscheidung deshalb nach der Abwägung: Risiko bei der Impfung gegenüber der Gefährdung durch Erkrankung, wobei die Reaktion auf vorangegangene Impfungen zur Überlegung herangezogen werden kann.
Eventuell lassen sich durch Antihistaminika – notfalls auch kortikoidhaltige Salben – die örtlichen Reaktionen mitigieren.
Diese ganzen Überlegungen betreffen allerdings nur Totimpfstoffe, also im wesentlichen Tetanus-, Diphtherie-, Tollwut- und Influenzaimpfung. Bei Lebendimpfstoffen besteht keine Kontraindikation, da diese Impfstoffe keine Konservierungsmittel enthalten.

Wichtiger Hinweis Es gibt inzwischen spezifische Immunglobuline und Standardimmunglobuline, die konservierungsmittelfrei sind.

Förström, L. et al.: Merthiolate hypersensitivity and vaccination. Contact Dermatitis 6 (1980) 241

Hansson, H. u. H. Möller: Cutaneous reactions to merthiolate and their relationship to vaccination with tetanus toxoid. Acta allergologica 26 (1971) 150

Jacobs, R. L. et al.: Adverse reactions to tetanus toxoid. JAMA 247 (1982) 40

Lindemayr, H. et al.: Impfreaktionen nach Tetanus- und Frühsommermeningoenzephalitis-Schutzimpfungen durch Merthiolat, (Thiomersal). Hautarzt 35 (1984) 192

von Mayenburg, J.: Quecksilber als Allergen – Epikutantest mit Quecksilber und klinische Relevanz der Testreaktionen. Allergologie 12 (1989) 235

Ring, J.: Allergische und pseudo-allergische Reaktionen durch Stabilisatoren und Zusatzstoffe in Proteinlösungen. Allergologie 5 (1982) 216

Routineimpfungen (Hepatitis B, Influenza)

Frage *Ein Krankenpfleger hat eine bekannte Formaldehyd-Allergie. Welche Impfstoffe sollten nicht appliziert werden?*

Antwort Hepatitis-B-Impfstoff und Influenza-Impfstoff sind nur unter Vorsichtsmaßnahmen anzuwenden. Sonst sind alle anderen Impfungen erlaubt.

Erklärung Lebendimpfstoffe enthalten kein Formaldehyd. Die meisten modernen inaktivierten Impfstoffe können so gereinigt werden, daß Formaldehyd immunologisch nicht mehr nachweisbar ist. Nur bei Hepatitis-B- und Influenza-Impfstoffen gelingt dies nicht, sie enthalten noch in geringen Spuren Formaldehyd. Formaldehyd-Allergien werden beschrieben *(Morris)*. Gerade im pflegerischen Bereich ist die Exposition gegenüber Desinfektionsmitteln sehr groß, so daß diese Allergien hier nicht selten sind *(Daschner)*.
Da aber gerade hier die Infektionsgefahr gegenüber der Hepatitis B besonders zu fürchten ist, muß das Risiko einer systemischen Reaktionen gegenüber dem einer Hepatitis-B-Erkrankung abgewogen werden. In jedem Falle sollte der Impfling bei der Entscheidung mitwirken und während den der Impfung folgenden Stunden streng überwacht werden, so daß bei Beginn einer Anaphylaxie oder schweren allergischen Reaktionen sofortige therapeutische Maßnahmen möglich sind.

Wichtiger Hinweis Toxische Schädigungen sind bei den geringen Mengen Formaldehyd, die sich bei einer Impfung in der Größenordnung bewegt, in der Formaldehyd natürlicherweise im Gewebe vorhanden ist, völlig auszuschließen.

Daschner, F.: Formaldehyd: Unnötige Desinfektionen gefährden Patienten und Personal. Klinikarzt 12 (1983) 9

Morris, D. L.: Formaldehyde sensitivity and toxicity. JAMA 246 (1981) 329

Routineimpfungen

Frage *Meine Patientin hat eine Nickel-Kobalt-Allergie. Welche Impfstoffe dürfen nicht appliziert werden?*

Antwort Alle Impfstoffe dürfen verabreicht werden.

Erklärung An Metallsalzen- bzw. -verbindungen sind in Impfstoffen nur Aluminiumphosphat oder -hydroxid als Adsorbentien sowie als Konservierungsmittel Merthiolat oder Natriumtimerfonat (Quecksilberderivate) enthalten. Kein Impfstoff enthält die oben erwähnten Substanzen, weshalb keine Kontraindikationen für irgendeine Impfung bestehen.

Wichtiger Hinweis Auch spezifische Immunglobuline enthalten weder Kobalt noch Nickel, so daß auch gegen eine Simultanprophylaxe (Tetanus, Tollwut, Hepatitis B) keine Einwände bestehen.

Edelmann, R.: Vaccine adjuvants. Rev. Inf. Diseases 2 (1980) 370
Ring, J.: Allergische und pseudo-allergische Reaktionen durch Stabilisatoren und Zusatzstoffe in Proteinlösungen. Allergologie 5 (1982) 216

Impfungen und unerwartete Nebenreaktionen

Masernimpfung

Frage *Ein Kleinkind hat zehn Tage nach der Masern/Mumps-Impfung einen Krampfanfall gehabt. Die Körpertemperatur betrug 39°.*
Steht dieser Fieberkrampf mit der Impfung im Zusammenhang und wie sieht die Prognose aus?

Antwort Fieberkrämpfe nach Masern-Impfung sind möglich, wenn auch relativ selten. Die Prognose ist günstig.

Erklärung Fieberkrämpfe nach natürlicher Maserninfektion treten in etwa 7,7 % auf; mit Fieberkrämpfen nach Masern-Impfung war mit dem früheren Impfstoff in 1,9 % zu rechnen gewesen und bei ungeimpften Kontrollpersonen in einer Häufigkeit von 0,3 % *(Vivell)*. Heute sind Masernimpfstoffe weiter verbessert und attenuiert worden, so daß danach Fieberkrämpfe nur noch sehr selten beobachtet werden.
Das Risiko nach Masern-Impfung einen Fieberkrampf zu erleiden, ist zehn mal geringer als nach Wilderkrankung *(Miller, Allerdist)*.
Während man früher annahm, daß eine prognostische Aussage aus dem Verlauf des Krampfanfalles (Dauer, einfacher oder komplexer Fieberkrampf) möglich wäre, haben neuere Untersuchungen diese Aussagen wieder ins Wanken gebracht *(Verity)*. In einer großangelegten prospektiven Analyse zeigte sich, daß für die Prognose nicht Art und Dauer des Fieberkrampfes, sondern eher die Familienanamnese (gibt es nahe Angehörige mit Krampfleiden, gehäuften Fieberkrämpfen etc?) sowie ein junges Alter beim Auftreten des ersten Krampfes entscheidend sind. Nur noch 13 % der Kinder, die ihren ersten Fieberkrampf im zweiten Lebensjahr erlitten, hatten insgesamt drei oder mehr Fieberkrämpfe in der Folgezeit.
Die Prognose bei einem Kind mit leerer Familienanamnese nach altersgemäßer Masern-Impfung ist also ausgesprochen günstig. Etwas schlechter sieht sie bei familiärer Belastung aus.

Wichtiger Hinweis Bei positiver Familienanamnese oder bereits vorausgegangenen Krämpfen kann die Mutter bei dem betroffenen Kind ab dem fünften Tag p. v. regelmäßig Fieber messen und durch die frühzeitige Gabe eines Antipyretikums versuchen, den Fieberkrampf zu vermeiden.

Allerdist, H.: Über zentralnervöse Komplikationen nach Masernschutz-Impfung. Mschr. Kinderheilk. 127 (1979) 23
Miller, C. L.: Convulsions after measles vaccination. Lancet 215 (1983)
Verity, C. M. et al.: Febrile convulsions in a national cohort followed up from birth. I. Prevalence and recurrence in the first years of life. Brit. med. J. 290 (1985) 1307
Vivell, O.: Masern-Mumps-Impfung: Pro und Contra. Therapiewoche 31 (1981) 4641

Masern (Mumps)

Frage *Wie oft gibt es eine Enzephalitis nach Masern-Impfung?*

Antwort Mit den heute stark abgeschwächten Impfstoffen sind Enzephalitiden nach Masern-Impfung nahezu auszuschließen.

Erklärung Bei jeder Impfung mit attenuierten lebenden Erregern ist es theoretisch möglich, daß eine Impfkrankheit bzw. -komplikation auftritt, die Krankheitsbildern bei Wildviruserkrankung ähnlich ist.
Bei der Masernimpfung wurden in den ersten Jahren, mit den noch schwächer attenuierten Impfstämmen, gelegentlich Enzephalitiden beobachtet.
In der Bundesrepublik Deutschland ist seit 1977 vorwiegend der »more-attenuated-*Enders*«-Stamm im Gebrauch. Die nach diesem Impfstamm berichteten Enzephalitisfälle sind extrem selten und finden sich in einer Rate von 1 zu 1 Million *(Fescharek)*. Dabei wurden in einigen Fällen schließlich auch andere Ursachen gefunden *(Foster, Jorch)*.

Wichtiger Hinweis Bei Enzephalitis nach Masern-Impfung frühzeitig umfassende Diagnostik einleiten, um die tatsächliche Ursache zu finden.

Fescharek, et al.: Measles-mumps vaccination in the Federal Republic of Germany: Efficacy and tolerability: an empirical analysis after 14 years of use. Vaccine, in print

Forster, J. u. R. Urbanek: Enzephalitis nach Masern-Mumps-Impfung und gleichzeitiger EBV-Infektion. Klin. Pädiat. 194 (1982) 29

Jorch, G. et al.: Koinzidenz von Virusenzephalitis und Masern-Mumps-Impfung. Mschr. Kinderheilk. 132 (1984) 299

Röteln

Frage *Ein junges Mädchen ist wenige Sekunden nach der Röteln-Impfung kollabiert und mußte mit dem Notarztwagen in das nächste Krankenhaus gebracht werden.*
Ist an eine anaphylaktische Reaktion auf den Impfstoff zu denken?

Antwort Ganz auszuschließen ist dies nicht, aber Verlauf und Wahrscheinlichkeit sprechen eher für einen Streß-Kollaps.

Erklärung Die Reaktion wäre durch drei Wirkmechanismen zu erklären:

1. Durch eine versehentliche intravasale Gabe. Vor derartigen Reaktionen wird immer wieder gewarnt, obwohl bisher solche Fälle in der Literatur nicht beschrieben werden. Andererseits dürften sie auch schwer zu verifizieren sein, so daß der fehlende Bekanntheitsgrad nicht unbedingt gegen einen solchen Zusammenhang spricht. Zumindest würde das kurze Intervall eine solche Theorie unterstützen.

2. Eine anaphylaktische Reaktion auf das im Impfstoff enthaltene Antibiotikum oder auf Ovalbumin, sofern es sich um einen auf Hühnerembryonen gezüchteten Impfstoff gehandelt hat. Die Bereitschaft zur Allergie sowie das mögliche Allergen könnten bei einem Dermatologen getestet werden.
Gegen diese Möglichkeit spricht das sehr kurze Intervall zwischen Applikation und Symptomatik, weil der Impfstoff noch kaum resorbiert sein kann.

3. Eine Reaktion auf den psychischen Streß und den Schmerz durch die Impfung. Dies wird gerade bei jungen Mädchen relativ häufig gesehen; manchmal kollabieren sogar ganze Mädchenklassen auf einmal, ohne daß sich je die Ursache im Impfstoff feststellen läßt *(Quast)*.

Wichtiger Hinweis Bei einer positiven Austestung von Ovalbumin und Antibiotika sollten die Konsequenzen für andere Impfstoffe und Medikamentengaben bedacht werden.
Psychische Reaktionen lassen sich durch gründliche Aufklärung von Impfling, Eltern und Lehrern sowie gute Organisation des Impftermins meist vermeiden.

Quast, U.: Massenhysterie und Sensationslust schaden Impfgedanken. Ärztin 30 H 10 (1983) 4

Röteln

Frage *Eine meiner Patientinnen, 27 Jahre alt, hat seit etwa einem halben Jahr Gelenkschwellungen und Gelenkschmerzen. Sie gibt an, daß diese Beschwerden zwei Wochen nach der Rötelnimpfung auftraten.*
Ist es möglich, daß diese Gelenkbeschwerden noch immer durch die Rötelnimpfung verursacht sind?

Antwort Ja, aber alle anderen Ursachen müssen ausgeschlossen werden.

Erklärung Gelenkbeschwerden sind als Komplikation der Rötelninfektion *(Schneider)*, aber auch der Rötelnimpfung bekannt *(Weibel)*. Sie sind bei Kindern selten. Sie treten sowohl nach Rötelnerkrankung wie auch nach Impfung häufiger bei erwachsenen Frauen auf – ein Grund, weshalb die Rötelnimpfung bevorzugt bei Kindern und jungen Mädchen durchgeführt werden soll. Die Beschwerden werden in seltenen Fällen bis zu einigen Monaten oder Jahren nach der Impfung beobachtet *(Tingle)*. Inzwischen ist es gelungen, in einigen solcher Fälle Röteln bzw. Röteln-Impfvirus in den peripheren Lymphozyten nachzuweisen *(Chantler)*, so daß eine Persistenz des Rötelnvirus bei ausreichender humoraler und offenbar überschießender zellulärer Immunität auf Röteln-Antigen als Ursache der Arthropathien angenommen werden muß.
In Einzelfällen konnten auch Rötelnviren aus der Synovia im akuten Stadium der Arthritis angezüchtet werden *(Weibel)*.
Es ist selbstverständlich zu fordern, daß bei einer lang anhaltenden Arthropathie alle diagnostischen Maßnahmen ergriffen werden müssen, um die Ursache aufzuklären. Dabei ist auch eine Reaktion auf eine vorangegangene Rötelnimpfung letztlich in die Überlegungen mit einzubeziehen.

Wichtiger Hinweis Da die Reaktionen bei bereits vorhandener unterschwelliger Immunität häufiger auftreten sollen – was auch die Zunahme im höheren Alter erklären würde –, wird bei Erwachsenen vor der Rötelnimpfung eine Überprüfung der Immunität empfohlen.

Chantler, J. K. et al.: Persistent rubella infection and rubella-associated arthritis. Lancet (1981) 1323
Schneider, P.: Viral bedingte Arthritiden beim Menschen. Münch. med. Wschr. 123 (1981) 1891
Tingle, A. J. et al.: Prolonged arthritis in identical twins after rubella immunization. Ann. intern. Med. 90 (1978) 203
Weibel, R. E. et al.: Live rubella vaccines in adults and children. Amer. J. Dis. Child. 118 (1969) 226

Röteln (Masern, Mumps)

Frage *Bei einem Kleinkind besteht seit etwa sechs Wochen ein tastbarer, indolenter Lymphknoten in der linken Leistenbeuge, außerdem finden sich leicht vergrößerte Nackenlymphknoten. Das Kind ist etwa 14 Tage vorher gegen Masern, Mumps, Röteln geimpft worden.*
Kann dies eine Impfreaktion sein?

Antwort Ja, besonders wenn Sie in den linken Oberschenkel geimpft haben.

Erklärung Wie bei einer echten Rötelnerkrankung, bei der ja die Nakkenlymphdrüsen für die Diagnose ausschlaggebend sind, können auch Lymphknotenschwellungen bei der attenuierten Lebendimpfung auftreten.
Da das Virus zunächst die Lymphdrüsen im Einzugsgebiet der Impfstelle passiert, ehe es hämatogen ausstreut, ist es nicht verwunderlich, wenn hier zuerst und vielleicht am stärksten eine immunologische Reaktion beobachtet wird.
Es wäre also sinnvoll, vor weiteren diagnostischen Eingriffen zunächst zu warten, weil es sich wahrscheinlich um eine harmlose systemische Impfreaktion handelt.

Wichtiger Hinweis Auch nach BCG-Impfung kommen Lymphdrüsenschwellungen im lokalen Einzugsbereich der Impfung vor, also meist auch in der linken Leistenbeuge.

Tuberkulose

Frage *Ein Säugling von zwei Monaten hat nach Neugeborenen-BCG-Impfung in der linken Leiste einen fluktuierenden Lymphknoten. Wie kann ich therapeutisch vorgehen?*

Antwort Den Lymphknoten in toto exzidieren und über 4–6 Wochen INH verabreichen.

Erklärung Ein lokales Impfulkus und auch eine Lymphdrüsenschwellung nach BCG-Impfung sind im Rahmen der Primärantwort des Körpers auf die Verabreichung von lebenden attenuierten Mykobakterien in einer relativ hohen Zahl zu erwarten. Die klinische Prüfung bei Säuglingen hat ergeben, daß ein Impfulkus bzw. ein Impfabszeß mit dem in der Bundesrepublik benutzten Stamm 1331 Kopenhagen in 3,7 % der Impflinge auftritt, eine Lymphknotenschwellung bis zu 15,3 % *(Lehmann)*. Diese Komplikationen im Rahmen des »Primär-Komplexes« treten meist ein bis drei Monate nach der Impfung auf *(Quast)*.

Als Behandlung bei einem tiefer liegenden Ulkus empfiehlt das *DZK* trockene INH-Puderverbände (aus zerdrückten Tabletten) und bei Mischinfektionen eine zusätzliche Anwendung von Antibiotika-Puder sowie das Anlegen eines sterilen Verbandes.

Lymphknotenschwellungen unter Mandelgröße sind nicht therapiebedürftig. Bei solchen über Mandelgröße empfiehlt das *DZK* 8 mg/kgKg INH pro Tag über etwa 4–6 Wochen.

Abszedierende Lymphadenitiden bei Neugeborenen-Impfung mit Stamm 1331 Kopenhagen können in bis zu 0,3 % vorkommen. Am schnellsten heilen diese Komplikationen aus, wenn der fluktuierende oder abszedierte Lymphknoten in toto exzidiert wird und anschließend eine INH-Therapie durchgeführt wird, und zwar über vier bis sechs Wochen, wenigstens aber bis zum vollständigen Abheilen der Komplikation.

Im übrigen lassen sich nicht nur Impfulzera, sondern auch Lymphadenitiden und -abszesse weitgehend vermeiden, wenn exakt dosiert und sauber intrakutan gespritzt wird *(Edelbroich)*.

Wichtiger Hinweis Abszesse durch Mykobakterien nicht punktieren oder inzidieren! Dies führt oft zu wochenlanger Fistelung, eventuell sogar zu lokaler Ausbreitung der Entzündung.

Edelbroich, F.-J. u. U. Quast: BCG-Impfung: Zur Vermeidung überschießender Reaktionen. Die gelben Hefte 22 (1982) 119

Deutsches Zentralkomitee zur Bekämpfung der Tuberkulose (DZK): 6. Informationsbericht des *DZK* Impfschäden nach BCG-Impfung bei Neugeborenen. 1976

Lehmann, H.-G. et al.: Erfahrungen mit einem BCG-Impfstoff, Stamm 1331 Kopenhagen, für Risikoimpfungen. Der Kinderarzt 9 (1978) 1062

Quast, U. et al.: Side effects with BCG Vaccination with Strain Copenhagen 1331. Develop. biol. Standard 58 (1986) 321

Tollwut

Frage *Der Sohn eines Försters, der dicht am Wald wohnt und regelmäßig mit Tieren Kontakt hat, wurde von mir wegen der starken Verbreitung der Wildtollwut in unserem Gebiet zweimal gegen Tollwut geimpft, und zwar mit PCEC-Tollwut.*
Nach der zweiten Impfung entwickelte er eine urtikarielle Allgemeinreaktion, ausgehend zunächst von der Impfstelle. Eine einmalige Therapie mit Urbason war erforderlich.
Wie soll man weiter vorgehen?

Antwort Allergen austesten, eventuell unter klinischer Überwachung weiterimpfen, vorzugsweise mit einem anderen Tollwutimpfstoff.

Erklärung Allergische Reaktionen nach der Impfung mit Tollwut PCEC-Vakzine sind sehr selten. Insbesondere konnten auch keine hühnereiweißspezifischen IgE-Antikörper nach der Impfung gefunden werden *(Scheiermann)*. Wahrscheinlich handelt es sich auch nicht um eine Allergie auf das Tollwutantigen, sondern vorzugsweise auf die noch in Spuren im Impfstoff enthaltenen Antibiotika Neomycinsulfat, Chlortetracyclin oder Amphothericin-B.
Differentialdiagnostisch muß natürlich auch an eine allergische Reaktion auf das sicher vor der Impfung angewendete Desinfektionsmittel gedacht werden.
Da auch andere Impfstoffe und andere Medikamente bzw. Desinfektionsmittel für weitere allergische Reaktionen in Frage kommen, empfiehlt sich, die genaue Diagnostik der Allergie bei einem versierten Dermatologen durchführen zu lassen.
Zur Frage der weiteren Prophylaxe bei allergischen Reaktionen auf Tollwut-Impfung muß immer individuell, je nach Exposition und Reaktion auf die Impfung, entschieden werden. Nach durchgemachter Exposition ist es keine Frage, daß die Tollwut-Impfung mindestens bis zur Erreichung eines schützenden Titers weitergeführt werden muß. In solchen Fällen ist die stationäre Applikation unter Bereitstellung von Notfall-Medikamenten zweckmäßig. Gelegentlich lassen sich auch weitere Impfungen vermeiden, wenn durch Kontrollen des Titers ein ausreichender Schutz nachgewiesen wird, was nach drei bis vier Impfungen bereits der Fall sein kann.
Im hier genannten Fall ist nach der zweiten Impfung sicherlich noch kein ausreichender Schutz zu erwarten. Die einmalige Gabe von Kortikosteroiden nach der zweiten Impfung dürfte

sicherlich nicht zu einer Einschränkung der Immunreaktion geführt haben, aber zwei Impfungen reichen einfach nicht zur Erlangung eines belastbaren Titers aus. Es sollte deshalb die oben schon erwähnte Austestung abgewartet und nach Kenntnis des Allergens entschieden werden, ob man eine dritte Impfung bei dem Jungen, bei dem ja tatsächlich noch keine Exposition stattgefunden hat, durchführt. Eventuell kann auch der auf humanen diploiden Zellen gezüchtete zweite sich in der Bundesrepublik im Handel befindliche Tollwutimpfstoff weiterhelfen, der kein Amphotericin-B enthält. Die Verlängerung des Intervalls zwischen zweiter und dritter Impfung sollte, solange sie ein halbes Jahr nicht übersteigt, sicherlich nicht von Bedeutung sein.
Falls die dritte Impfung durchgeführt wird, könnte man anschließend den Titer bestimmen lassen, denn gerade wenn eine ständige Exposition besteht, ist die Wahrscheinlichkeit, daß der Junge wegen Kontakts sechs Impfungen mit möglicherweise noch schwereren Nebenreaktionen erhalten muß, doch ziemlich groß.

Wichtiger Hinweis Auch Masern-, Mumps- und Rötelnimpfstoffe und deren Kombination sowie Poliomyelitis-Schluckimpfstoff enthalten Neomycin.

Scheiermann, N. et al.: Reactogenicity and Immunogenicity of the Newly Developed Purified Chick Embryo Cell (PCEC) – Rabies Vaccine in Man. Zbl. Bakt. Hyg. A 265 (1987) 439

Hepatitis B

Frage *Eine Krankenschwester ist vor sechs Wochen und vor zwei Wochen gegen Hepatitis B geimpft worden, nachdem die Hepatitis-Serologie vorher negativ war.*
Sie hat jetzt eine deutliche Transaminasen-Erhöhung, eine Hyperbilirubinämie, ist HBsAg-positiv, besitzt aber kein Anti-HBs. Die klinische Diagnose lautet Hepatitis B. Ist diese Hepatitis eine Nebenwirkung der Impfung?

Antwort Nein. Eine gezielte Hepatitis-Diagnostik wird möglicherweise eine frische Hepatitis B aufzeigen, wobei die Infektion wahrscheinlich bereits vor der ersten Impfung erfolgte.

Erklärung

1. Beim Hepatitis-B-Impfstoff handelt es sich im Prinzip um einen Spaltimpfstoff, d. h. das Antigen stammt nur aus der Hülle (Surface) des Virus. Zudem wird der Impfstoff durch verschiedene Verfahren vollständig inaktiviert, so daß eine Hepatitis-Übertragung hiermit unmöglich ist *(Brede)*.
2. Für den vollen Schutz einer Hepatitis-B-Impfung sind, je nach Impfstoff, drei bis vier Impfungen erforderlich. Vorher liegt noch nicht bei allen Impflingen eine ausreichende Konversion vor *(Zoulek)*.
3. Falls die durchgeführte Hepatitis-Diagnostik vertrauenswürdig ist, hat die Patientin wahrscheinlich eine frische Hepatitis B.
   Weitere diagnostische Maßnahmen auch in Hinsicht Hepatitis A sowie Hepatitis NANB bzw. C und andere Hepatitis-B-Parameter können hier allerdings noch Klarheit bringen *(Abb)*.
4. Zudem beträgt die Inkubationszeit einer Hepatitis B etwa drei bis sechs Monate *(Deinhardt)*. Die Infektion der als Krankenschwester besonders exponierten Patientin ist also wahrscheinlich bereits vor der Impfung erfolgt. Derartige Fälle sind beschrieben worden *(Grob)*.

Wichtiger Hinweis Die Bestimmung von Anti-HBc kann oft über eine vorangegangene Hepatitis oder Hepatitis-B-Impfung Klarheit bringen, da die Impfung nur HBs-Antikörper induziert und keine HBc-Antikörper.

Abb. J. et al.: Virushepatitiden. Ärztemerkblatt, hrsg. v. Dtsch. Grünes Kreuz und Dtsch. Vereinigung zur Bekämpfung der Viruskrankheiten e. V., 1983

Brede, H. D. et al.: Sicherheit von Impfstoffen gegen Hepatitis B. Dtsch. med. Wschr. 108 (1983) 754

Deinhardt, F.: Ätiologie und Pathogenese der Virushepatitiden. In: Leber. Morphologie, Pathophysiologie, Klinik, hrsg. von *L. Wannagat*. Thieme, Stuttgart 1981, S. 271

Grob, P. J. et al.: Hepatitis B-Impfung – wann ist eine Booster-Injektion erforderlich? Schweiz. med. Wschr. 115 (1985) 394

Zoulek, G. et al.: Immunprophylaxe der Hepatitis B. Dtsch. med. Wschr. 108 (1983) 1175

Hepatitis B (alle Impfungen)

Frage *Es soll nach Hepatitis-B-Impfungen ein Guillain-Barré-Syndrom (GBS) geben. Stimmt das?*

Antwort GBS im zeitlichen Zusammenhang mit Impfungen werden immer wieder berichtet. Der Kausalzusammenhang ist nicht geklärt. Die Häufigkeit post vaccinationem liegt nicht höher als in der Gesamtbevölkerung.

Erklärung Bei dem *Guillain-Barré*-Syndrom (GBS) handelt es sich um eine symmetrische, meist aufsteigende Polyneuropathie mit charakteristischen Liquorveränderungen *(Brune, NIH)*. Den meisten GBS gehen Virusinfekte der Atmungs- oder Verdauungsorgane voraus *(Dowling)*. In einigen seltenen Fällen wurde ein GBS auch nach Impfungen beobachtet, wobei jedoch nie zweifelsfrei geklärt werden konnte, ob es sich um eine zufällige Koinzidenz oder um einen tatsächlichen Kausalzusammenhang handelte *(Boe, Quast, Brune)*. Lediglich während des gehäuften Auftretens von GBS nach Schweine-Influenza-Impfungen in den USA in den Jahren 1976/1977 wurde auf Grund epidemiologischer Daten ein Zusammenhang als gegeben angesehen *(Marks)*.
Auch nach der Hepatitis-B-Impfung wurden einzelne GBS-Fälle berichtet *(Wkly. Epidem. Rec., Ribera)*.
An welch eine Vielfalt möglicher Bedingungen bei der Aufklärung eines GBS zu denken ist, geht aus der nachfolgenden Aufzählung von Infektionen und anderen das Immunsystem treffenden Ereignissen hervor, die in zeitlichem Zusammenhang mit einem GBS beobachtet worden sind: Borreliose, Brucellose, Diphtherie, Fleckfieber, Grippe, Herpes, Herpes zoster, Masern, Mononukleose, Mumps, Typhus, Paratyphus, Röteln, Scharlach und andere Streptokokken-Infektionen, Tetanus, Toxoplasmose, Tuberkulose und virale Hepatitiden. Auch nach Mykoplasmen-Infektionen wird bisweilen ein GBS beobachtet, gelegentlich auch nach chirurgischen Eingriffen oder als Frühsymptom bei systemischen Erkrankungen wie z. B. einem Lupus erythematodes oder bei Malignomen, wie z. B. Bronchialkarzinom oder M. *Hodgkin*.
Diese Aufzählung ist sicher noch nicht vollständig, sie zeigt jedoch, daß eine Kausalitätsklärung bei einem GBS in den meisten Fällen auf Grund des damit verbundenen diagnostischen Aufwandes nahezu unmöglich ist.
Die Häufigkeit des GBS in der Gesamtbevölkerung wird mit 1–2 Fällen je 100000 Einwohner und Jahr angegeben *(Schoenberg)*. Nach unserer Schätzung liegt die Häufigkeit für das Auftreten von Mono- oder Polyneuritiden im Zusammen-

hang mit Schutzimpfungen ganz allgemein in einer Größenordnung um 1 : 100 000–200 000 Impfungen, die Häufigkeit für das Auftreten eines GBS bei 1 : 1 000 000 Impfungen. Damit ist das Risiko also vergleichsweise gering im Vergleich zur spontanen Inzidenz *(Fescharek)*.

Wichtiger Hinweis Bei Verdacht auf ein GBS sofortige Erregersuche (bakteriologisch, virologisch, serologisch) einleiten und nach Infekten in der Familie des Patienten fragen!

Boe, E. u. H. Nyland: *Guillain-Barré*-Syndrome after Vaccination with Human Diploid Cell Rabies Vaccine. Scand. J. Infect. Dis. 12 (1980) 231

Brune, G. G. et al.: Polyradikulitis–Polyneuritis. Diagnostik 14 (1981) 338

Dowling, P. C. et al.: *Guillain-Barré*-Syndrome in Greater New York – New Jersey. JAMA 238 (1977) 317

Fescharek, R. et al.: Das *Guillain-Barré*-Syndrom – eine Impfkomplikation? – Kasuistik und Überblick. Z. Allg. Med. 62 (1986) 71

Wkly. Epidem. Rec.: Hepatitis Surveillance. Safety of hepatitis B virus vaccine. Wkly. Epidem. Rec. 31 (1983) 240

Marks, J. S. et al.: *Guillain-Barré*-Syndrom in recipients of A/New Jersey influenza vaccine. JAMA 243 (1984) 2490

National Institute of Health: Diagnostic criterions for *Guillain Barré* Syndrome. JAMA 240 (1978) 13

Quast, U. et al.: Mono- and polyneuritis after tetanus vaccination. Develop. biol. Stand. 43 (1979) 25

Ribera, E. F.: Polyneuropathy associated with administration of hepatitis B vaccine. New Engl. J. Med. 309 (1983) 614

Schoenberg, B. J.: Epidemiology of *Guillain-Barré*-Syndrome. Adv. Neurol. 19 (1978) 249

DT (Adsorbat-Impfstoffe)

Frage *Mein kleiner Patient hat seit etwa sechs Monaten, nach der letzten DT-Impfung, an der Impfstelle ein hartes, indolentes, kirschkerngroßes Knötchen. Muß ich therapeutisch eingreifen, und um was handelt es sich?*

Antwort Solange das Knötchen nicht entzündet ist: Nein. Es handelt sich wahrscheinlich um ein Aluminiumhydroxid-Granulom.

Erklärung Aluminiumhydroxid ist eine schwer lösliche Substanz, die verschiedenen Impfstoffen zur stärkeren Stimulierung der Immunreaktion zugefügt ist. Die schlechte Lösbarkeit der Adjuvantien wird u. a. ausgenutzt, um das an das Adjuvans gebundene Antigen an einer zu schnellen Resorption zu hindern *(Edelmann)*.

Das Gewebe reagiert auf das Aluminiumhydroxid mit einer Fremdkörperreaktion. Besonders bei subkutaner Applikation von Adsorbat-Impfstoffen kann es daher zu einer Granulombildung kommen, die gelegentlich tastbar und über mehrere Monate oder gar Jahre vorhanden ist *(Beck, Slater)*.

Derartige Granulome sind im allgemeinen harmlos, nur in seltenen Fällen können an solchen Stellen sterile Abszesse entstehen. Dann kann ein operativer Eingriff erforderlich werden.

Wichtiger Hinweis Achten Sie auf streng intramuskuläre Injektion von Adsorbat-Impfstoffen, dann können Sie solche Knötchen weitgehend vermeiden.

Beck, W.: Aluminiumhydroxidgranulome nach Schutzimpfung gegen den Wundstarrkrampf. Die Medizinische 11 (1954) 363

Edelmann, R.: Vaccine Adjuvants. Rev. Inf. Dis. 2 (1980) 370

Slater, D. N. et al.: Aluminium hydroxide granulomas: light and electron microscopic studies and X-ray microanalysis. Brit. J. Derm. 107 (1982) 103

Pertussis

Frage *Bei einem Säugling traten wenige Stunden nach der ersten DPT-Impfung Schocksymptome auf: Blässe, Mangeldurchblutung und Hypotonie hielten etwa zwei Stunden an. Wie soll der Säugling weiter geimpft werden?*

Antwort Weitere Impfungen ohne Pertussiskomponente, d. h. nur noch DT in den hierfür vorgeschriebenen Zeitabständen.

Erklärung Schockreaktionen im Zusammenhang mit Pertussisimpfung wurden schon früh berichtet *(Werne)*. Dabei wird eine derart schwere Reaktion bevorzugt innerhalb der ersten Stunden nach der Impfung beobachtet *(Hennessen)*, weshalb man den Müttern von pertussisgeimpften Kindern besondere Aufmerksamkeit während der ersten sechs Stunden und weiterhin für zwei Tage nach der Impfung empfehlen sollte. In dieser Phase ist auf gleichmäßige und ausreichende Nahrungszufuhr zu achten.

Erst in jüngster Zeit gelang es nämlich, die wahrscheinlichen Hintergründe dieser Reaktion zu klären. Das immunogen wirkende Pertussistoxin enthält ein insulinaktivierendes Protein (IAP), das im Mäuseversuch *(Ui)*, wahrscheinlich auch beim Menschen, zu einer Erhöhung des Insulin-Spiegels im Plasma führen kann *(Hannik)*.

Hennessen war einer der ersten, der einen Zusammenhang zwischen der IAP und schweren Zwischenfällen nach Pertussisimpfung vermutete. *Pittman* weist auf einen möglichen genetischen Zusammenhang hin. Falls dies stimmt, sind derartige Kinder bei jeder erneuten Pertussisimpfung gefährdet. Deshalb ist jede weitere Impfung mit abgetöteten Pertussiskeimen kontraindiziert.

Die Impfung sollte nur mit der Diphtherie-Tetanus-Komponente fortgeführt werden, wobei dann insgesamt drei Impfungen ausreichen, da die Forderung nach vier Impfungen nur wegen der schwächer immunisierenden Pertussiskomponente besteht.

Wichtiger Hinweis Es wäre sinnvoll, bei Kindern mit akuter Hypotonie oder Kollaps-Zeichen nach der Pertussisimpfung möglichst sofort den Blutzucker zu kontrollieren und später den Glukosehaushalt gründlich zu untersuchen.

Außerdem ist eine Impfung am Vormittag vielleicht zweckmäßig, weil während des Tages ausreichende Nahrungsaufnahmen gesichert sind.

Hannik, C. u. H. Cohen: Changes in plasma insulin concentration and temperature of infants after pertussis vaccination. In: 4. Intern. Symp. on Pertussis, hrsg. von *C. R. Manclark*. Government Printing, Washington 1979, S. 297

Hennessen, W. u. U. Quast: Adverse reactions after Pertussis vaccination. Develop. biol. stand. 43 (1979) 95

Pittmann, M.: The concept of pertussis as a toxin-mediated disease. Pediat. infect. dis. 3 (1984) 467

Ui, M. et al.: Islets activating protein (IAP) in B. pertussis. In: 4. Intern. Symp. on Pertussis, hrsg. von *C. R. Manclark*. Government Printing, Washington 1979, S. 297

Werne, J. u. Garrow, J.: Fatal anaphylactic shock. JAMA 131 (1946) 730

Cholera

Frage *Mein Patient hat wenige Stunden nach der Cholera-Impfung eine Gallenkolik bekommen. Besteht hier ein Zusammenhang?*

Antwort Ja, vielleicht. Die Cholera-Impfung kann ruhende Prozesse aktivieren und zu Spasmen der glatten Muskulatur führen.

Erklärung Die Lipopolysaccharide des Cholera-Impfstoffes, auf die nicht verzichtet werden kann, weil sie die antigen-wirkenden Bestandteile darstellen, können einen Reizeffekt auf das RES, aber auch auf die glatte Muskulatur ausüben *(Stickl)*. Neben dem Aufflackern von latenten Infekten können beispielsweise bei Patienten mit Steinleiden Nieren- oder Gallenkoliken auftreten. Dabei ist die Impfung nicht die kausale Ursache, sondern eher das auslösende Moment. Gelegentlich werden deshalb im Zusammenhang mit der Cholera-Impfung bisher unerkannte Erkrankungen erstmals aus der Latenz herausgehoben.

Wichtiger Hinweis Eine bekannte latente Erkrankung ist, ebenso wie eine chronische Herz- und Nierenkrankheit, eine Kontraindikation für die Cholera-Impfung *(Günther)*.

Günther, O.: In: Handbuch der Schutzimpfungen, hrsg. von *A. Herrlich*. Springer, Berlin/Heidelberg 1965

Stickl, H. u. Schmid, F.: Impfprobleme – Problemimpfungen. Deutscher Ärzte-Verlag, Köln 1975

Fehlapplikation oder Überdosierung

Poliomyelitis *(Sabin)*

Frage *Bei der Poliomyelitis-Impfung ist uns leider eine Verwechslung passiert. Ein kleines Kind hat bei der zweiten Impfung den oralen Impfstoff versehentlich intramuskulär gespritzt bekommen. Was kann ich tun? Was kann passieren?*

Antwort Spritzen Sie sofort Standard-Immunglobulin, 0,2–0,3 ml/kgKG.
Es wird wahrscheinlich gar nichts passieren.

Erklärung Die Empfehlung, Immunglobulin zu spritzen, basiert auf dem Wissen, daß dieses Antikörper gegen alle drei Poliomyelitis-Typen enthält.
Es wurden bereits früher ähnliche Fehlapplikationen berichtet, und in Einzelfällen konnte sogar die Antikörperbildung nach dieser eher unorthodoxen Gabe überprüft werden: Es wurde tatsächlich eine Antikörperstimulation ausgelöst!
Bisher wurde nie bei einer solchen falschen Applikation eine Nebenwirkung beobachtet. Trotzdem scheint die Gabe von Immunglobulin indiziert, damit keine länger dauernde Virämie eintritt.

Wichtiger Hinweis Wer weiß, ob die Impfung angeht? Sicherheitshalber nach sechs Wochen – wenn bestimmt keine Komplikation mehr zu erwarten ist – nachimpfen. Und Sie sollten die Eltern über den Zwischenfall aufklären, damit sie das Kind besonders gut beobachten.

Poliomyelitis *(Sabin)*

Frage *Einem Kind wurde versehentlich die 20fache Dosis Schluckimpfstoff verabreicht. Was kann passieren? Was kann ich tun?*

Antwort Wahrscheinlich passiert überhaupt nichts, allenfalls tritt etwas Durchfall ein. Wenn Sie unbedingt etwas tun wollen, können Sie Standard-Immunglobulin spritzen, was besonders bei jungen Säuglingen bei der Grundimmunisierung zu erwägen ist.

Erklärung Als Nebenwirkung tritt auch bei normaler Poliomyelitis-Impfung gelegentlich Durchfall nach wenigen Tagen ein *(Ehrengut)*. Es ist möglich, daß dieser Durchfall bei einer höheren Dosis häufiger auftritt; jedenfalls wurde uns Derartiges nach Überdosierung einmal berichtet.
Der Durchfall sollte von allein abklingen, schlimmstenfalls können Sie, wie bei jedem Säuglingsdurchfall, symptomatisch und mit Elektrolytgabe therapieren.
Bei jungen Säuglingen, insbesondere wenn sie noch nicht grundimmunisiert waren, wird man doch etwas ängstlicher sein. Dann ist die Gabe von Immunglobulin zu erwägen, obwohl hierdurch nur eine mögliche Virämie prophylaktisch verhütet werden kann, weil das verabreichte Immunglobulin nicht in den Darm sezerniert wird.

Wichtiger Hinweis Trotz der Immunglobulingabe ist eine zusätzliche Ersatzimpfung nicht erforderlich, weil die Vermehrung der Viren im Darm nicht verhindert wird.

Ehrengut, W.: Impffibel. Schattauer, Stuttgart 1966

Masern/Mumps (Röteln)

Frage *Ich habe während der Injektion bei einem Kleinkind leider durch ungeschickte Spritztechnik einen Teil des Impfstoffes verloren. Ist das Kind jetzt trotzdem geschützt?*

Antwort Das ist nicht sicher. Entweder Sie impfen sofort den Rest aus einer neuen Ampulle nach (falls Sie die Menge abschätzen können), oder Sie impfen das Kind in vier Wochen erneut.

Erklärung Die Impfstoffmenge ist so bemessen, daß sich ausreichende Mengen des Virus vermehren können, und damit die Antikörperbildung über einen genügend langen Zeitraum stimuliert wird. Dies wird zwar mit größter Wahrscheinlichkeit auch bei einer Teilmenge des Impfstoffes möglich sein, der Erfolg ist aber nicht gesichert.
Um den ausreichenden Schutz zu gewährleisten, kann eine Bestimmung des Antikörpertiters im Serum des Kindes vier Monate nach der Impfung erfolgen, wozu eine schmerzhafte Blutentnahme nötig ist. Bei negativen Titern müßte noch einmal geimpft werden.
Einfacher ist es nachzuimpfen, was gefahrlos möglich ist, da sich bei vorhandener Immunität die Viren nicht vermehren.
Da aber nicht eindeutig klar ist, ob nicht doch bereits die fehlerhafte Impfung angegangen ist, und dann mit einer Impfreaktion in zehn Tagen zu rechnen ist, ohne daß bereits Antikörper vorliegen, wäre sicherheitshalber die Nachimpfung nicht sofort, sondern erst in vier Wochen durchzuführen.

Wichtiger Hinweis Wenn sowieso nachgeimpft werden muß: Warum nicht gleich Masern, Mumps *und Röteln*? Dann hätte das Kind doch wenigstens einen Gewinn von dem Versehen!

Masern/Mumps (Röteln)

Frage *Ich habe mehrere Dosen Masernimpfstoff, dessen Laufzeit bereits überschritten ist. Darf ich diesen Impfstoff noch verwenden?*

Antwort Nein, die Wirksamkeit ist nicht mehr garantiert.

Erklärung Impfstoffe werden nach den Richtlinien der *European Pharmacopoeia* hergestellt und bei uns chargenweise von der zuständigen Bundesoberbehörde, dem Bundesamt für Sera und Impfstoffe, zugelassen.
Die Wirksamkeit des Masernimpfstoffes z. B. muß über zwölf Monate ab Herstellungsdatum garantiert sein, d. h. die Laufzeit ist nach einem Jahr beendet. Ausnahmen bis zu zwei Jahren werden genehmigt, wenn vom Hersteller nach ein und zwei Jahren Wirksamkeitskontrollen vorgelegt werden.
Diese strengen Vorschriften zeigen, wie kritisch hier die Erhaltung der Wirksamkeit sein kann, so daß ein Überschreiten der Laufzeit bei Impfstoffen dringend vermieden werden muß. Entsprechend sind Impfstoffe, deren Verfalldatum überschritten ist, nicht mehr anzuwenden.

Wichtiger Hinweis Falls ein Impfstoff nur wenige Tage nach Laufzeit-Ende versehentlich angewandt wurde, ist sicher keine Nachimpfung erforderlich.
Bei längerem Überschreiten der Laufzeit ist die serologische Überprüfung des Impferfolges oder eine Nachimpfung notwendig.

European Pharmacopoeia 2. Ed.
Monogr. No 213 (1983)

Tollwut

Frage *So seltsam es klingt: Einer meiner Patienten hat versehentlich einen Köder gegessen, der zur Bekämpfung der Tollwut ausgelegt war.*
Besteht jetzt die Gefahr, daß er Tollwut bekommt, und wie kann ich das verhüten?

Antwort Verabreichen Sie eine postexpositionelle Tollwutprophylaxe.

Erklärung Der zur Bekämpfung der Tiertollwut (Füchse) eingesetzte Impfstoff ist ein attenuierter Lebendimpfstoff. Er wird oral aufgenommen und dabei in ausreichendem Maße resorbiert, so daß es zur Vermehrung des Virus im Tier kommt mit anschließender Immunität.
Kein Mensch weiß, ob das attenuierte Virus bei Menschenpassagen zurückmutieren kann. Die Wahrscheinlichkeit dafür ist allerdings nicht sehr groß.
Dennoch würde ich alles tun, um auch diese extreme Möglichkeit auszuschließen (die Tollwut hat immerhin eine Letalität von 100 %!), und dem Patienten eine postexpositionelle Tollwutprophylaxe verabreichen: Geben Sie sofort simultan Hyperimmunglobulin und Impfstoff und dann nach dem postexpositionellen Schema insgesamt fünf weitere Impfdosen an den Tagen 3-7-14-30-90.
(Die Frage ist übrigens nicht so selten, wie sie klingt: Wir erhalten sie jeden Sommer mindestens ein Mal.)

Tuberkulose

Frage *Ich habe versehentlich den BCG-Impfstoff subkutan und nicht intrakutan appliziert. Was wird passieren?*

Antwort Die Gefahr einer stärkeren Lokalreaktion – Ulkus oder Lymphadenitis – ist größer.

Erklärung Es ist schon seit vielen Jahren bekannt, daß nicht sauber intrakutan verabreichte BCG-Impfstoff-Applikationen zu einer größeren Zahl von Impfulzera führen *(Ehrengut)*. Erst in letzter Zeit ist die Aufmerksamkeit darauf gelenkt worden, daß auch bei abszedierenden Lymphadenitiden gehäuft eine inkorrekte Applikation erfolgt ist *(Edelbroich)*. In der klinischen Prüfung des heute sich in der Bundesrepublik Deutschland im Handel befindlichen Impfstoffes ist ein Impfulkus bei bis zu 3,8 % der Kinder und eine Lymphknotenschwellung bei etwa 15 % der Kinder beobachtet worden. Chirurgische Eingriffe waren in 0,3 % erforderlich *(Lehmann)*.
Die Komplikationen lassen sich verringern

1. bei korrekter Resuspension des Impfstoffes und exakter Gabe von 0,1 ml (um die Lebendkeimzahl zu gewährleisten).
2. bei strenger intrakutaner Gabe.

Wichtiger Hinweis Bei nicht korrekter Lage der Nadel beim Impfen muß ein erneuter Einstich vorgenommen werden.

Edelbroich, F.-J. u. U. Quast: BCG-Impfung: Zur Vermeidung überschießender Reaktionen. Die gelben Hefte 22 (1982) 119

Ehrengut, W.: Impffibel. Schattauer, Stuttgart 1966, S. 36

Lehmann, H.-G. et al.: Erfahrungen mit einem BCG-Impfstoff. Der Kinderarzt 9 (1978) 1062

Tuberkulose

Frage *Ich habe versehentlich das ganze Fläschchen des Tuberkulose-Impfstoffes an ein Neugeborenes verimpft. Was wird passieren?*

Antwort Ohne Therapie steigt die Rate der abszedierenden, lokalen Lymphadenitiden im Einzugsgebiet der Impfregion von 0,3 % auf 1,5 %.
Wenn Sie dieses größere Risiko nicht hinnehmen wollen, sollten Sie 8 mg INH/kgKG pro Tag über etwa sechs Wochen verabreichen und später nachimpfen.

Erklärung In einem Fläschchen BCG-Impfstoff ist 1,0 ml enthalten, das ist, wenn es mit einer Spritze bei einem Patienten geimpft wird, die zehnfache Dosis.
Die Rate von Komplikationen nach BCG-Impfung ist von der Lebend-Keimzahl abhängig *(Hennessen)*. Der im Jahre 1975 angewandte und später wegen unerwartet hoher Nebenwirkungen zurückgezogene Impfstoff, Stamm Kopenhagen 1331, enthielt etwa 1,1 Mio Lebendkeime/Impfdosis.
Wenn man versehentlich die zehnfache Dosis des heute verwendeten Impfstoffes appliziert (Einzeldosis etwa 100000–170000 Lebendkeime), liegt man also ziemlich genau in der Größenordnung des 1975 verwendeten Impfstoffes. Bei diesem Impfstoff ist die Rate der abszedierenden Lymphadenitiden mit 1,5 % *(Brehmer)* bestimmt worden, während sie heute bei etwa 0,3 % oder niedriger liegt *(Quast)*.
Im geschilderten Fall dürfte auch mit einem erhöhten Risiko der Entwicklung eines Impfulkus zu rechnen sein, da eine Menge von 1 ml bei einem Neugeborenen sicher nicht akurat intrakutan zu applizieren ist, sondern ein Großteil der Vakzine in die Subkutis gelangt.
Man kann sicherheitshalber gleich über sechs Wochen systemisch INH verabreichen. Da die BCG-Keime sich dann aber nicht vermehren können, entsteht kein Impfschutz und das Kind muß später noch einmal nachgeimpft werden.
Deshalb ist es sicher ebenso vertretbar, wenn man im geschilderten Fall zunächst nicht therapeutisch eingreift. Das Kind sollte in regelmäßigen Abständen vorgestellt werden, und bei deutlicher Schwellung des regionären Lymphknotens kann mit der systemischen INH-Therapie begonnen bzw. bei großem Impfulkus eine lokale INH-Therapie durchgeführt werden.

Wichtiger Hinweis Wie auch immer Sie sich entscheiden, Sie sollten sich mit den Eltern besprechen.

Brehmer, W. et al.: Regionale suppurative Lymphadenitis nach BCG-Impfung. Dtsch. med. Wschr. 102 (1977) 1251

Hennessen, W.: BCG: Fragen der Impfstoff-Prüfung. Die gelben Hefte 16 (1976) 12

Quast, U.: Die BCG-Impfung im Wandel präventiver Strategien. Fortschr. Med. 100 (1982) 524

Typhus

Frage *Mein Patient hat gestern versehentlich alle drei Kapseln des Impfstoffes auf einmal eingenommen.*
1. Sind Nebenwirkungen zu erwarten?
2. Wie soll diè Impfung weitergeführt werden?

Antwort
1. Stärkere Nebenwirkungen sind nicht zu erwarten.
2. Nach drei Tagen sollten zwei weitere Kapseln – diesmal im Abstand von zwei Tagen – eingenommen werden.

Erklärung In umfangreichen klinischen Studien hat sich der zur Impfung mit lebenden Keimen benutzte Stamm Ty21a als wirksam erwiesen. In diesen Studien wurden die Probanden teilweise mit drei- bis zehnmal 10^{10} lebenden Bakterien belastet, ohne daß nennenswerte Nebenwirkungen auftraten *(Germanier)*. Die in einer Impfstoffkapsel enthaltene Menge entspricht etwa 10^{9} Keimen. Damit liegt selbst die dreifache Dosis (Inhalt von drei Dragees) unter der noch gut tolerierten Menge während der klinischen Prüfung. Eine spezielle Therapie nach dieser fehlerhaften Anwendung ist also nicht erforderlich.
Andererseits ist zur Erzielung eines Schutzes die ausreichend lange Besiedlung des Darmes mit den attenuierten Salmonellen notwendig, deren Überlebenszeit allerdings begrenzt ist. Deshalb sind zwei weitere Impfstoffgaben erforderlich, die man sicherheitshalber erst beginnt, wenn die überdosierte Gabe abgeklungen ist, also besser erst nach drei Tagen.

Wichtiger Hinweis Bei einer solchen Überdosierung kann der Impfling vorübergehend Salmonellen vom Impftyp ausscheiden, die aber apathogen und daher ungefährlich sind.

Germanier, R.: Vaccination against cholera and thyphoid fever. Behring Inst. Mitt. 71 (1982) 43

Influenza

Frage *Ich habe versehentlich einer alten Dame die 20fache Dosis (10 ml) Influenza-Impfstoff appliziert. Welche Folgen können eintreten?*

Antwort Wahrscheinlich läuft die Impfreaktion heftiger ab als üblich. Eine gute Kreislaufüberwachung während der nächsten 24 Stunden ist anzuraten.

Erklärung Beim Influenza-Impfstoff – wie auch bei anderen Impfstoffen – werden gelegentlich stärkere Impfreaktionen wie Unwohlsein, Kopf- und Rückenschmerzen, eventuell auch Fieber beobachtet *(DVV, Haas)*. Darüber hinaus führen diese Symptome manchmal zu Kreislaufbeschwerden, offenbar im Sinne einer orthostatischen Dysregulation, wie dies auch nach Influenza-Erkrankungen gesehen wird.

Nach den bisherigen, glücklicherweise seltenen Erfahrungen mit derartigen Überdosierungen scheint sich diese normale Reaktion zu verstärken. Es empfiehlt sich daher eine gründliche Überwachung der Kreislaufsituation, eventuell stationär während der Zeit der normalen Impfreaktion, also vorwiegend in den auf die Impfung folgenden 48 Stunden.

In einem Fall wurde über ein vermehrtes Schlafbedürfnis des Impflings berichtet, was vielleicht auch ein Symptom einer Kreislaufdepression darstellt.

Wichtiger Hinweis Die Patientin sollte darüber aufgeklärt werden, daß nach menschlichem Ermessen kein Schaden eintritt, sondern die Folgen der Überdosierung beherrschbar sind und nur wenige Stunden anhalten werden.

Deutsche Vereinigung zur Bekämpfung der Viruskrankheiten e.V. (DVV): Virusreport. Dtsch. Grünes Kreuz, jährlich aktualisiert

Haas, R. u. H. Stickl: Grippeimpfung vorläufig ohne Alternative. Dtsch. Ärztebl. 80 (1977) 2751

Cholera

Frage *Ich habe versehentlich Cholera-Impfstoff intramuskulär verabreicht. Was kann passieren?*

Antwort Wahrscheinlich läuft die normale Impfreaktion (Malaise, eventuell Fieber) etwas heftiger ab.

Erklärung Die antigene Substanz im Cholera-Impfstoff ist ein Lipopolysaccharid, das, wie alle Substanzen dieser Art, pyrogen und damit Fieber und allgemeines Unwohlsein auslösend wirken kann. Diese Nebenreaktion ist auch bei der Cholera-Impfung bekannt.

Da die subkutane Gabe des Impfstoffes zu einer langsameren Resorption führt als die intramuskuläre Gabe *(Kuschinsky)*, ist ein schnelleres Anfluten der Pyrogene zu erwarten und damit eine etwas heftigere Reaktion, die aber in der Symptomatik der allgemeinen Impfreaktion entspricht. Eine schlechtere Wirkung des Impfstoffes ist sicher nicht vorhanden, zumal die Impfung zur Grundimmunisierung zweimal verabreicht wird.

Wichtiger Hinweis Geben Sie dem Impfling prophylaktisch ein Antipyretikum mit nach Hause.

Kuschinsky, G.: Biologische Verfügbarkeit von Arzneimitteln bei verschiedenen Zufuhrwegen. Dtsch. Ärztebl. 78 (1975) 2292

Cholera (inaktivierte Impfstoffe)

Frage *Ich habe versehentlich einem Patienten einen Cholera-Impfstoff verabreicht, bei dem ich erst hinterher festgestellt habe, daß er bereits seit 14 Tagen das Verfallsdatum überschritten hatte. Muß ich jetzt noch einmal nachimpfen?*

Antwort Nein, der Impfstoff dürfte noch wirksam gewesen sein, besonders, wenn er vorschriftsmäßig gelagert wurde.

Erklärung Impfstoffe werden entsprechend den Vorschriften der *European Pharmacopoeia* hergestellt. Sie haben eine festgelegte Laufzeit, die vom Tage der Herstellung an beispielsweise beim Cholera-Impfstoff 18 Monate beträgt.
Für diese Laufzeit garantiert der Hersteller die Wirksamkeit, die übrigens auch bei uns vom Bundesamt für Sera und Impfstoffe für jede Charge überprüft werden muß. Selbstverständlich fällt die Wirksamkeit am Ende der Laufzeit nicht abrupt ab, sondern sinkt in den folgenden Tagen und Wochen allmählich, so daß nach 14 Tagen im Einzelfall sicher noch eine ausreichende Antikörperbildung erwartet werden kann.

Wichtiger Hinweis Man darf aber nicht bewußt abgelaufene Impfstoffe einsetzen, denn der Übergang zwischen Wirksamkeit und Unwirksamkeit ist fließend. Zudem könnte dies zu rechtlichen Konsequenzen führen.

European Pharmacopoeia II. Ed.
Monogr. No 155 (1982)

Tetanus (Adsorbatimpfstoffe)

Frage *Ich habe mir vor einigen Tagen beim Aufziehen einer Ampulle Tetanusimpfstoff durch ungeschickte Handhabung einen Teil des Impfstoffes in das Gelenk des Zeigefingers gespritzt. Nun wird das Gelenk dick und schmerzt.*
Was kann das sein?

Antwort Es handelt sich wahrscheinlich um eine sterile Gelenkentzündung aufgrund des Aluminiumhydroxids im Gelenkspalt. Therapeutisch wäre die lokale Gabe von Antiphlogistika oder die operative Eröffnung und Spülung des Gelenks zu erwägen.

Erklärung Aluminiumhydroxid, das in vielen Adsorbatimpfstoffen enthalten ist, ist ein schwer lösbares Salz, das sich, falsch gespritzt, in Gelenkspalten niederschlagen und dort mechanisch zur Behinderung führen kann. Es kann bei Reiben zwischen serösen Häuten auch zu unspezifischen Entzündungen kommen, wie dies nach versehentlicher Applikation von Tetanol in die Pleurahöhle bei Impfung in den M. pectoralis berichtet wurde *(Horstmann)*.
Auch sehr seltene, persönliche Berichte von flüchtigen Entzündungen im Hüftgelenk bei Applikation von DT-Impfstoffen am äußeren Oberschenkel lassen den Verdacht einer versehentlichen Injektion des Impfstoffes in die Gelenkkapsel zu.
Je nach Größe des Gelenkspaltes und der Menge des applizierten Impfstoffes genügt eine symptomatische antiphlogistische Therapie oder, wie in dem zur Frage führenden Fall geschehen, die Eröffnung des Gelenks mit nachträglicher Spülung. (Der anfragende Kollege war Chirurg und benötigte ein voll bewegliches, beschwerdefreies Zeigefingergelenk. Die bakteriologisch untersuchte Gelenkflüssigkeit war übrigens steril).

Wichtiger Hinweis Die fehlerhafte Verabreichung in das Hüftgelenk bei Kleinkindern sollte uns lehren, bei Verdacht auf einen Einstich zu nahe am Gelenk lieber noch einmal neu anzusetzen.

Horstmann, E. u. H. Daweke: Pleuro-Perikarditis, Pneumothorax und Kollaps – ungewöhnliche Komplikation bei Tetanus-Immunisierung. Dtsch. med. Wschr. 107 (1982) 155

Tetanus

Frage *Ich habe leider durch eine Verwechslung einem Patienten Tetanus-Impfstoff intravenös verabreicht. Welche Nebenwirkungen sind zu erwarten? Wie kann ich therapeutisch eingreifen?*

Antwort Falls nicht sofort Schockfragmente auftreten, ist wahrscheinlich mit keiner weiteren Nebenwirkung zu rechnen.
Stellen Sie sich trotzdem Medikamente zur Schocktherapie bereit und überwachen Sie den Patienten die nächsten Stunden.

Erklärung Die Bereitstellung von Medikamenten zur Schocktherapie empfiehlt sich aus der Kenntnis heraus, daß es angeblich nach Tetanus-Impfung Anaphylaxien geben soll. Bei bewußter, wenn auch unbeabsichtigter intravasaler Gabe von Tetanus-Impfstoff wurde allerdings noch nie eine Schock-Symptomatik beschrieben. Andererseits gibt es bei den berichteten, angeblich nach korrekter Applikation aufgetretenen Nebenreaktionen Fälle, die wegen ihres so extrem kurzen Intervalls von nur wenigen Sekunden zwischen Impfung und aufgetretenen Symptomen an eine versehentliche intravasale Gabe denken lassen. Auch bei dem von *Staak* geschilderten Todesfall wurde eine versehentlich intravasale Gabe des Impfstoffes vermutet *(Spiess)* und zumindest nicht ausgeschlossen *(Staak)*.
Dabei ist es möglich, daß nicht das Tetanustoxoid, sondern viel eher das Aluminiumhydroxidsalz auslösend für die Schockreaktion ist (Mikroembolien?). Andererseits dürften solche Reaktionen äußerst selten sein, denn es ist doch anzunehmen, daß bei mehreren Millionen Tetanusimpfungen, die pro Jahr durchgeführt werden, öfter ein intramuskuläres Depot Anschluß an ein Gefäß findet. Über die eigentliche akute Gefahr hinaus treten offenbar keine wesentlichen Nebenwirkungen bei intravenöser Gabe auf.

Wichtiger Hinweis Durch die mangelnde Depotwirkung ist die Wirkung der Impfung fraglich. Es sollte also, falls eine sofortige Impfung wegen einer Exposition geplant war, diese in korrekter Weise nachgeholt werden.
Falls man bei geplanter intramuskulärer Gabe versehentlich eine Arteriole oder eine kleine Arterie trifft, kann es gelegentlich zu einer lokalen Ischämie kommen, die sich für den Patienten in einer starken Lokalreaktion äußert. Bleibende Defekte wurden allerdings unseres Wissens dabei nie berichtet.

Spiess, H.: Anaphylaktische Reaktionen nach aktiver Tetanus-Immunisierung. Leserbrief. Dtsch. med. Wschr. 98 (1973) 682

Staak, M. u. E. Wirth: Zur Problematik anaphylaktischer Reaktionen nach aktiver Tetanus-Immunisierung. Dtsch. med. Wschr. 98 (1979) 110

Staak, M.: Anaphylaktische Reaktionen nach aktiver Tetanus-Immunisierung. Antwort auf Leserbrief. Dtsch. med. Wschr. 98 (1973) 682

Routineimpfungen

Frage *Mir ist versehentlich der Kühlschrank ausgefallen und meine Impfstoffe sind über das Wochenende bis auf Zimmertemperatur warm geworden. Kann ich sie noch benutzen?*

Antwort Die inaktivierten Impfstoffe ja, Lebendimpfstoffe aus Sicherheitsgründen nein.

Erklärung Alle Impfstoffe sollen bei 2–8° C gelagert werden. Nur bei dieser Lagertemperatur kann über die vom Hersteller angegebene und vom Bundesamt für Sera und Impfstoffe festgelegte Laufzeit eine Wirksamkeitsgarantie gegeben werden.
Nun sind Impfstoffe, je nach ihrer Zusammensetzung, unterschiedlich empfindlich: Während bei inaktivierten Impfstoffen die Wirksamkeit bei höherer Temperatur nur allmählich abfällt – weshalb sich bei dem oben geschilderten Mißgeschick ein schneller Verbrauch des Impfstoffes empfiehlt – kommt es bei Lebendimpfstoffen darauf an, daß die Keime noch ausreichend vermehrungsfähig sind. Dies ist bei zu warmer Lagerung nicht gesichert, so daß nichts anderes übrig bleibt, als die Lebendimpfstoffe wegen möglicher Unwirksamkeit zu vernichten.
Bei den inaktivierten Impfstoffen ist übrigens der Tetanusimpfstoff der stabilste. Bei allen Impfstoffen ist – neben einer Temperaturerhöhung, wie hier geschehen – auch ein wiederholter Temperaturwechsel schädlich *(Galazka)*.

Wichtiger Hinweis Auf die Verträglichkeit wirkt sich eine zu warme Lagerung nicht aus.

Galazka, A.: Loss of potency of vaccines at elevated temperatures. Vaccine 7 (1989) 479

Routineimpfungen

Frage *Mein Kühlschrank ist leider nicht in Ordnung und es sind mir alle Impfstoffe eingefroren.*
Sind sie noch zu gebrauchen?

Antwort Die Lebendimpfstoffe ja, die Adsorbatimpfstoffe nein.

Erklärung Die meisten attenuierten Keime vertragen das Einfrieren gut. So wird beispielsweise ein Einfrieren des Poliomyelitis-Schluckimpfstoffes bei – 20° C und ein wiederholtes Auftauen laut *European Pharmacopoeia* erlaubt.
Andererseits sollte das wiederholte, bewußte Einfrieren und Auftauen von attenuierten Lebendimpfstoffen nicht zur Regel gemacht werden, da die Umstände letztendlich unüberprüfbar werden und nicht für alle Eventualitäten entsprechende Lagerkontrollen durchgeführt werden können.
Adsorbatimpfstoffe vertragen das Einfrieren nicht. Die zur Adsorption verwendeten Salze fallen bei Minusgraden aus und führen durch ihre Verklumpung zu schlechterer Verträglichkeit und fraglicher Wirksamkeit. Insbesondere der Hepatitis-B-Impfstoff ist auf Temperaturschwankungen, nicht nur nach oben, sondern speziell nach unten, sehr empfindlich.
Die Adsorbatimpfstoffe – also die meisten inaktivierten Impfstoffe – müssen daher vernichtet werden.

Wichtiger Hinweis Durch das Einfrieren können die Impfstoffampullen Haarrisse bekommen. Der Impfstoff muß also unbedingt auf unverändertes Aussehen überprüft werden, und bei lyophilisierten Impfstoffen müssen die Lösungsmittelampullen gründlich kontrolliert werden. Die Lebendimpfstoffe sollten sofort verbraucht werden.

European Pharmacopoeia 2. Ed.
Monogr. No 215 (1983)

III. Schlußbemerkungen

Am Ende möchte ich den vielen Kollegen danken, die mit ihren Fragen die vorangegangenen Überlegungen und Antworten ausgelöst haben. Es ist mir unmöglich, sie namentlich anzuführen. Wir alle schulden ganz besonderen Dank jenen Kollegen, die über ihre Fehler berichtet haben: Wer von uns hat während seiner beruflichen Tätigkeit noch keinen Fehler gemacht? Aber wer hatte tatsächlich den Mut und das Verantwortungsbewußtsein, den Fehler zu beschreiben und sich nach einer geeigneten Maßnahme zu erkundigen? Wir alle können von ihnen nur lernen.
Außerdem danke ich meinen Mitarbeitern, die die kniffligsten Fragen heftig diskutiert und damit zur Problemlösung beigetragen haben. Die anderen haben mir durch ihre Geduld bei der Reinschrift, beim Zeichnen und beim Abnehmen der Routinearbeiten das Leben erleichtert.

Richtig, ich bin Ihnen ja noch eine Antwort schuldig. Sie erinnern sich doch an den Kollegen, dem der Cholera-Impfstoff in sein Aquarium fiel? Meine Antwort lautete damals: »Die Vibrionen können sich nicht im Wasser vermehren, weil es sich beim Cholera-Impfstoff um eine inaktivierte Vakzine handelt. Es besteht keinerlei Gefahr für Menschen.
Andererseits enthält der Impfstoff Phenol. Ob das den Fischen nicht schadet? Vielleicht sollte besser ein Wasserwechsel durchgeführt werden?«
Der Kollege versicherte glaubhaft, er wolle dies am gleichen Abend eigenhändig ausführen. Das Aquarium faßte 180 l. Eine Ampulle Cholera-Impfstoff enthält höchstens 2,5 mg Phenol. Das Aquariumwasser enthielt somit infolge der großen Verdünnung nach etwa D8 nur noch eine homöopathische Phenoldosis.
Der arme Kollege, da hat er nun den ganzen Abend umsonst geschafft. Falls er dies liest – er möge mir nachträglich verzeihen! Andererseits bin ich sicher: Er wird nie wieder einen Impfstoff über einem geöffneten Aquarium aufziehen!

Sachverzeichnis

* mit detailliert beschriebenen Fallbeispielen

* mit detailliert beschriebenen Fallbeispielen

* mit detailliert beschriebenen Fallbeispielen

* mit detailliert beschriebenen Fallbeispielen

* mit detailliert beschriebenen Fallbeispielen

* mit detailliert beschriebenen Fallbeispielen

* mit detailliert beschriebenen Fallbeispielen

* mit detailliert beschriebenen Fallbeispielen

* mit detailliert beschriebenen Fallbeispielen

* mit detailliert beschriebenen Fallbeispielen

* mit detailliert beschriebenen Fallbeispielen

* mit detailliert beschriebenen Fallbeispielen

* mit detailliert beschriebenen Fallbeispielen

* mit detailliert beschriebenen Fallbeispielen

* mit detailliert beschriebenen Fallbeispielen

* mit detailliert beschriebenen Fallbeispielen

* mit detailliert beschriebenen Fallbeispielen

* mit detailliert beschriebenen Fallbeispielen

* mit detailliert beschriebenen Fallbeispielen

* mit detailliert beschriebenen Fallbeispielen